肿瘤影像学
脊柱和脊髓肿瘤

Oncologic Imaging
Spine and Spinal Cord Tumors

北京大学医学出版社

肿瘤影像学
脊柱和脊髓肿瘤

Oncologic Imaging
Spine and Spinal Cord Tumors

原　著　Heung Sik Kang
　　　　Joon Woo Lee
　　　　Eugene Lee

主　译　肖建如　刘铁龙
副主译　王　静　邹薇薇

北京大学医学出版社

ZHONGLIU YINGXIANGXUE——JIZHU HE JISUI ZHONGLIU

图书在版编目（CIP）数据

肿瘤影像学：脊柱和脊髓肿瘤 /（韩）兴植康（Heung Sik Kang），
（韩）李祖武（Joon Woo Lee），（韩）李尤金（Eugene Lee）原著；肖建如，
刘铁龙主译 . —北京：北京大学医学出版社，2020. 4

书名原文：Oncologic Imaging：Spine and Spinal Cord Tumors

ISBN 978-7-5659-2068-4

Ⅰ . ①肿⋯ Ⅱ . ①兴⋯②李⋯③李⋯④肖⋯⑤刘⋯ Ⅲ . ①脊柱 -
肿瘤 - 影像诊断②脊髓疾病 - 肿瘤 - 影像诊断 Ⅳ . ① R739.4

中国版本图书馆 CIP 数据核字（2019）第 232095 号

北京市版权局著作权合同登记号：图字：01-2019-1780

First published in English under the title
Oncologic Imaging: Spine and Spinal Cord Tumors
by Heung Sik Kang, Joon Woo Lee and Eugene Lee.
Copyright © Springer Science+Business Media Singapore, 2017.
This edition has been translated and published under licence from Springer Nature Singapore Pte Ltd.

Simplified Chinese translation Copyright ©2020 by Peking University Medical Press.
All Rights Reserved.

肿瘤影像学——脊柱和脊髓肿瘤

主　　译：肖建如　刘铁龙
出版发行：北京大学医学出版社
地　　址：（100191）北京市海淀区学院路 38 号　北京大学医学部院内
电　　话：发行部 010-82802230；图书邮购 010-82802495
网　　址：http://www.pumpress.com.cn
E - m a i l：booksale@bjmu.edu.cn
印　　刷：中煤（北京）印务有限公司
经　　销：新华书店
责任编辑：陈　奋　责任校对：靳新强　责任印制：李　啸
开　　本：787 mm × 1092 mm　1/16　印张：16.75　字数：386 千字
版　　次：2020 年 4 月第 1 版　2020 年 4 月第 1 次印刷
书　　号：ISBN 978-7-5659-2068-4
定　　价：120.00 元
版权所有，违者必究
（凡属质量问题请与本社发行部联系退换）

译者名单

白广建　曹佳实　曹　爽　陈广辉　董连峰　范存刚
高　欣　侯舒铭　胡一为　黄　星　矫　健　李　理
李淑燕　刘　戈　刘铁龙　刘永刚　吕　凯　万　维
汪　洋　王　静　魏海峰　吴志鹏　夏　艺　肖建如
信保全　许　炜　颜吉捷　杨　诚　杨家祥　杨兴海
赵国珍　赵　剑　朱程樟　邹薇薇

译者前言一

　　脊柱外科是骨科的皇冠，而脊柱肿瘤是皇冠上的那颗宝石。一名优秀的脊柱肿瘤外科医生，一定是一名合格的内科医生和一名技术过硬的影像科医生。本书以一种编排合理、通俗易懂的方式呈现内容，在书中涵盖了各种脊柱脊髓肿瘤方面的临床病例。它正是一块能够进一步提高脊柱肿瘤医生乃至影像科医生辅诊技能的敲门砖。

　　MRI 诊断在脊柱肿瘤的辅助诊断中起着至关重要的作用。MRI 的结果可以指导临床治疗的轨迹，指导手术方式的开展。本书涵盖脊柱和脊髓肿瘤 MRI 系统的相关知识，也包括 X 线、CT 等，并在全书中将影像学分析及鉴别诊断贯穿始终。从常见的脊柱和脊髓肿瘤到复杂的病例均有涉猎，循序渐进，深入浅出。该书文字言简意赅，能提供实用的信息和建议。插图质量很高，文字编排列合理，便于读者组织和记忆各种信息。

　　本书的读者对象是对脊柱肿瘤影像学感兴趣的医学生和骨科、肿瘤科、放射科医生。除了正在培训和实习的骨科医师和影像科医师之外，医学生、规培生、影像科技师等都会从此书中有所收获。

　　经过翻译团队的共同努力，译稿终成。在翻译过程中，我们以"信"为本，忠实但不拘泥。为了更准确地传递原著丰富的知识和信息，翻译团队做了积极的努力，从对英文原著的学习理解，到字斟句酌地潜心翻译，再到精雕细琢，不难发现大家所付出的艰辛。感谢译者们付出的辛勤劳动，将这样一本好书介绍到国内，也希望以后有更多类似的参考书出现。

海军军医大学附属长征医院

译者前言二

2017 年年中，我在国外文献网站上第一次读到了 Heung Sik Kang、Joon Woo Lee 和 Eugene Lee 所著的这本 *Oncologic Imaging：Spine and Spinal Cord Tumors*，随意翻阅数页，便被此书的内容所吸引。这本书简明扼要地阐述了脊柱外科相关领域的影像学实例，以丰富的临床案例为切入点，翔实地列举了临床中各种脊柱和脊髓肿瘤的影像疾病谱。

要想成为一名合格的脊柱肿瘤外科医生，不仅需要扎实的临床技能，影像学功底更是重要。首先需要判断患者属于哪一类别的肿瘤，需要与哪些疾病相鉴别，这样才能指导临床下一步进行何种检查或操作，最终才归结于放化疗或手术。一名具有过硬影像学基本功的脊柱肿瘤外科医生，一定能够甄别"良恶"，甚至能在最终病理结果回报前已初步判定肿瘤名称，为患者的救治节约了时间。而此书的出现，正是能够解决临床常见问题，这有别于其他长篇大论的著作，重点突出，清晰简明。

为了能将此书与国内广大同仁分享，我们在翻译的前期做了很多工作和努力。我想向北京大学医学出版社的陈奋编辑等人致以诚挚的感谢，他们指导我们开展本书的翻译工作，他们密切监督了本书的编辑和设计。我还要感谢海军军医大学附属长征医院的各级领导对本书出版的大力支持。感谢我的同事、学生对本书编译工作的出谋划策。我们本着坚持"信、达、雅"的翻译原则，几经易稿。同时深感专业知识和翻译水平有限，书中可能有不妥之处，恳请各位同仁予以批评指正。

再次感谢以上各位谨慎和尽职的努力！

海军军医大学附属长征医院

原著前言

脊柱和脊髓肿瘤可带来神经相关性全身严重损伤，可以表现为非特异性的背部疼痛，而正确诊断对预后至关重要。

然而，对于有兴趣自学脊柱、脊髓肿瘤影像学课程的临床医生和放射科实习生而言，可供使用的相关教科书十分有限。鉴于此，本书主要包含三个部分：基本概念、肿瘤详细介绍以及鉴别诊断的实用技巧。为了加深读者的理解，本书共收录了538幅插图。

本书有以下几个特征。第一，本书在第一部分介绍了基于影像学表现的分区方法和组织学基础，进而建议采用系统性方法来解释脊柱和脊髓肿瘤影像。这部分对于学员理解脊柱和脊髓肿瘤影像学特征的基本概念非常实用。第二，根据肿瘤的发病率和临床影响，我们列出了每个分区（如髓内）或特殊情况（如儿童）中最常见的前三种肿瘤。对于这三种肿瘤，我们提供了一些病例以便读者充分了解其影像学特征。第三，我们试图涵盖所有脊柱和脊髓肿瘤（包括已发表的报道以及最近根据谷歌搜索到的结果），并将其与代表性病例一起呈现。当临床实践中遇到疑难病例时，也可用于快速参考及检索。第四，本书列出了常见易混淆的肿瘤类型，并提供了一些实用的鉴别诊断技巧和病例插图。

本书是为诊治脊柱和脊髓肿瘤的临床医生以及放射科医生精心准备的，我们希望读者在这段自学之旅中的收获和作者在准备过程中所获得的一样丰厚。

最后，感谢Le Roy Chong博士协助编辑原稿，以及我们的临床研究员（Hoseok Lee, Yun Hee Cho, Yeon Jee Ko, Jiwoon Seo, Chi Young Park 和 Yeon Hong Yoon）在病例准备方面的协助。

Heung Sik Kang

Joon Woo Lee

Eugene Lee

致　谢

感谢我的共同作者 Joon Woo Lee 和 Eugene Lee，在本书出版过程中不遗余力地奉献他们的才智和汗水！

—— Heung Sik Kang

感谢上帝永恒之爱与支持！感谢我的妻子 Cho 的关爱与支持！

——Joon Woo Lee

感谢在这世间我最爱和最尊敬的父母 Lee 先生和 Chun 太太！
感谢 Kang 和 Lee 两位令人尊敬的老师的热忱和理解！

——Eugene Lee

目　录

第一部分
初阶：基本概念

脊柱、脊髓肿瘤的分区

1

脊柱、脊髓肿瘤分区的第一步是确定病变的位置是在脊椎骨内、硬膜外、髓外硬膜内（intradural extramedullary，IDEM）或者髓内（intramedullary，IM）。这些肿瘤的鉴别诊断和最佳手术方式可能因其分区位置的不同而有所区别。虽然在某些情况下可能会使人混淆，但大多数情况下在磁共振成像（magnetic resonance image，MRI）上识别这些肿瘤所在的区域并不困难。在本章中，我们将讨论有助于定位这些肿瘤所在区域的放射影像学特征。

1.1　硬膜外和硬膜内肿瘤

诊断硬膜外肿瘤的主要线索是硬膜囊受压和肿瘤向椎间孔扩张。然而，当硬膜囊受到肿瘤的严重压迫时，很难判断硬脊膜/脊髓压迫是源自外在（硬膜外肿瘤），还是由硬膜内占位性病变（硬膜内肿瘤）所致。肿瘤边缘蛛网膜下隙的表象提示硬膜外肿瘤；由于硬脊膜受到外在压迫，硬脊膜和脊髓之间

© Springer Science+Business Media Singapore 2017 3
H.S. Kang et al., *Oncologic Imaging: Spine and Spinal Cord Tumors*,
DOI 10.1007/978-981-287-700-0_1

的蛛网膜下隙在肿瘤边缘消失。对于硬膜内肿瘤，硬脊膜膨出凸起，肿瘤压迫脊髓，导致肿瘤边缘蛛网膜下隙扩大。

1.2   髓外硬膜内肿瘤和髓内肿瘤

依据肿瘤边缘脊髓轮廓的特征可区分髓外肿瘤和髓内肿瘤。对于髓外肿瘤，由于脊髓受到肿瘤组织的压迫，导致蛛网膜下隙扩大。而对于髓内肿瘤，脊髓轮廓会有一个凸起，导致蛛网膜下隙缩小。

由于外生性髓内肿瘤与髓外肿瘤有相似的表征，所以有时会引起混淆，尤其是在下胸椎脊髓和圆锥。在这种情况下，必须仔细评估横断面图像。在髓内肿瘤中，如果能证实肿瘤部分与脊髓相连，就可以推断肿瘤起源于脊髓。

1.3 插图：脊柱、脊髓肿瘤的分区

1.3.1 脊柱四分区

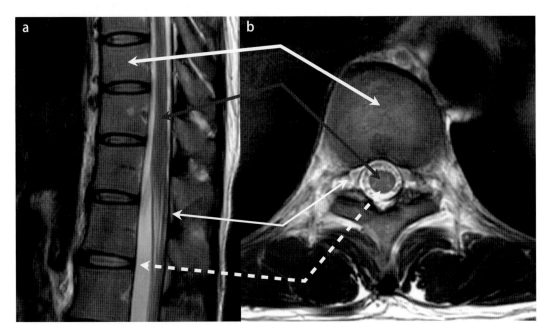

图 1.1 脊柱在 MRI 矢状位 T2WI（a）和横断位（b）上的分区概念。由四个不同的区域组成：骨内（白色箭头）、髓内（灰色箭头）、硬膜外（细箭头）、髓外硬膜下（虚线箭头）

1.3.2　硬膜外和硬膜内肿瘤

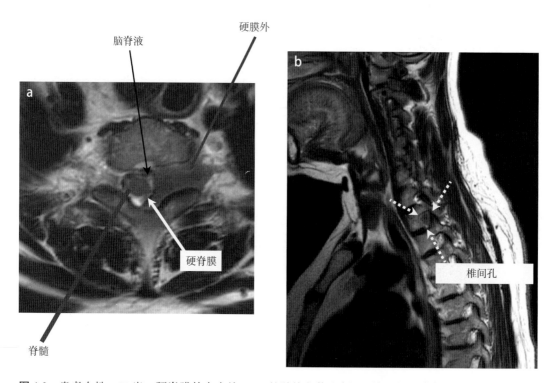

脑脊液

硬膜外

硬脊膜

脊髓

椎间孔

图 1.2　患者女性，58 岁，硬脊膜外大小约 2 cm 的肿块包绕左侧 T1 神经根。横断位 T2WI（a）显示硬膜囊受压（白色箭头），肿瘤延伸到椎间孔（灰色箭头）。由于肿瘤的外在压迫，硬脊膜与脊髓之间的蛛网膜下隙（细箭头）在肿瘤边缘消失。矢状位 T2WI（b）显示肿瘤导致椎间孔扩大

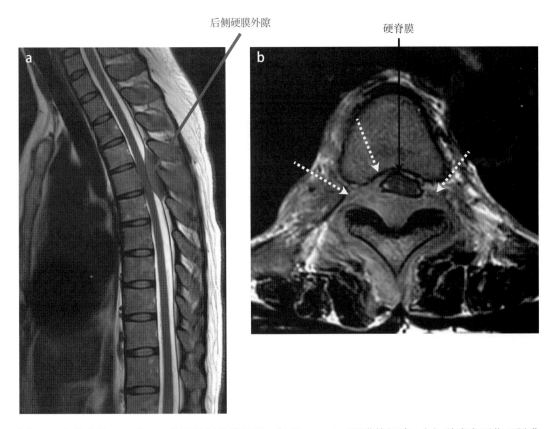

图 1.3 患者女性，48 岁，B 淋巴母细胞淋巴瘤，侵及 T4 ～ T6 硬膜外间隙。（a）肿瘤主要位于硬膜后间隙且硬膜囊受压（灰箭头）。蛛网膜下隙由于脊髓轻度受压而消失。（b）MRI 横断位 T2WI 显示硬膜囊受到肿瘤严重压迫（细箭头）。肿瘤也延伸到双侧椎间孔和硬膜前外侧间隙（虚线箭头）

1.3.3 髓外硬膜内肿瘤和髓内肿瘤

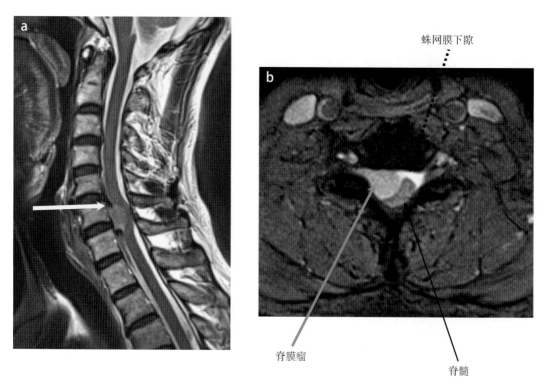

图 1.4 患者女性，63 岁，C6 ~ C7 水平髓外硬膜内（IDEM）肿块，大小约 1.5 cm。（a）MRI 矢状位 T2WI 显示高强度信号肿块，伴有"硬膜尾征"（粗箭头）和头尾流动伪影，脊髓严重受压。（b）横断位 T2WI 图像上，脊髓向左侧偏移伴随信号改变，提示脊髓压迫症（细箭头）。脊髓的轮廓被肿瘤压迫凹陷，导致蛛网膜下隙扩大（虚线箭头）。所有这些发现（a，b）都与髓外硬膜内肿瘤，如脊膜瘤相一致

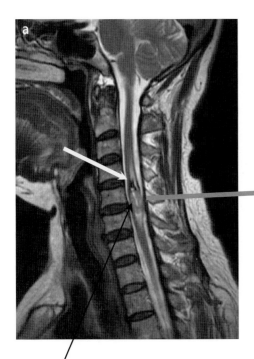

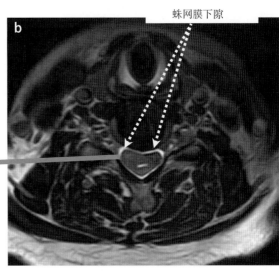

蛛网膜下隙

室管膜瘤

图 1.5 患者女性，37 岁，C5 ～ C6 水平髓内室管膜瘤（细箭头）。(a) MRI 矢状位 T2WI 显示大小 1.5 cm、界限清楚的髓内肿块，伴有周围脊髓水肿和头端含铁血黄素沉积（"含铁血黄素帽"）（粗箭头）。(b) 横断位 T2WI 显示脊髓外轮廓凸起导致蛛网膜下隙变窄（虚线箭头）

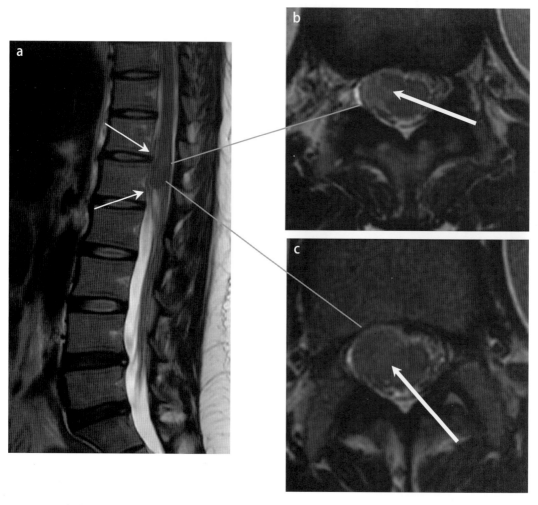

图 1.6　患者女性，46 岁，脊髓圆锥髓内外生型肿瘤。（a）在 MRI 矢状位 T2WI 图像上，肿瘤压迫脊髓的表现与髓外硬膜内肿瘤相似（细箭头）。（b 和 c）横断位 T2WI 显示部分肿瘤组织与脊髓相邻（粗箭头），可以推断肿瘤来源于脊髓

参考文献

Kang HS, Lee JW, Kwon JW. Radiology illustrated: spine. Heidelberg: Springer Science & Business Media; 2014.

Kim DH, Chang U-K, Kim S-H, Bilsky MH. Tumors of the spine. Philadelphia: Elsevier Health Sciences; 2008.

Merhemic Z, Stosic-Opincal T, Thurnher MM. Neuroimaging of spinal tumors. Magn Reson Imaging Clin N Am. 2016;24(3):563–79. doi:10.1016/j.mric.2016.04.007.

Ross JS, Moore KR. Diagnostic imaging: spine. Philadelphia: Elsevier Health Sciences; 2015.

Cramer GD, Darby SA. Clinical anatomy of the spine, spinal cord, and ANS. Philadelphia: Elsevier Health Sciences, 2013.

脊柱、脊髓肿瘤影像学表现的组织学基础

2

目 录

了解脊柱肿瘤影像学表现的组织学基础，对正确诊断或合理鉴别诊断具有重要意义。例如，椎体血管瘤通常含有脂肪间质，MRI 显示 T1、T2 高信号是诊断的主要依据。富细胞性肿瘤，如淋巴瘤，在 T2 加权像上显示中等信号强度也是诊断的依据。

2.1 脂肪成分肿瘤

肿瘤中的脂肪成分在 T1 加权和 T2 加权 MRI 图像上显示出高信号，可以通过 MRI 抑脂技术抑制。最常见的含有脂肪成分的肿瘤是血管瘤。如果我们在椎体看到富含脂肪的肿瘤，最可能的诊断是血管瘤。然而，值得注意的是，与椎体血管瘤相比，硬膜外血管瘤在大多数情况下并不显示脂肪信号。硬膜外间隙最常见的富含脂肪成分的肿瘤是血管脂肪瘤，而椎旁肌肉最常见的富含脂肪成分的肿瘤是脂肪瘤和脂肪肉瘤。

© Springer Science+Business Media Singapore 2017 11
H.S. Kang et al., *Oncologic Imaging: Spine and Spinal Cord Tumors*,
DOI 10.1007/978-981-287-700-0_2

2.2　红骨髓成分肿瘤

红骨髓增生与骨转移相似。红骨髓在 T1 加权图像上显示中等强度信号，并有轻微增强斑片状区域。在 T1 加权图像上，红骨髓应与椎间盘信号等强度或比椎间盘信号强度高。多发性骨髓瘤可见类似表现；然而，多发性骨髓瘤在大多数情况下表现出较强的强化信号。

2.3　血管成分肿瘤

脊柱、脊髓肿瘤的血管成分在 MRI 上表现出与静脉结构相似强度的强化。通常，这些血管成分在 T2 加权像上表现出较高的信号强度；然而，在瘤内出血的病例中，可以在 T2 加权像上看到低信号强度区域。脊柱、脊髓常见的血管成分肿瘤包括血管瘤、毛细血管扩张性骨肉瘤和动脉瘤样骨囊肿。硬膜外隙常见的血管成分肿瘤是血管瘤和血管脂肪瘤。髓外硬膜下隙最常见的血管成分肿瘤是副神经节瘤，脊髓最常见的血管成分肿瘤是血管网状细胞瘤。

2.4　富细胞性肿瘤

肿瘤的富细胞成分在 T2 加权像上表现出中等信号强度并显示强化。这常见于淋巴瘤和脊膜瘤，也可在一些富细胞性转移瘤或肉瘤中发现。

2.5　肿瘤出血

肿瘤内出血可以根据出血阶段显示不同的信号强度。慢性反复出血可导致肿瘤内或肿瘤周围含铁血黄素质沉积。含铁血黄素在 T1 加权和 T2 加权图像上为低信号。由于磁化率晕状伪影，这种信号变化在梯度回波图像上可以被放大。

2.6　肿瘤钙化 / 骨化

与 MRI 图像相比，计算机断层扫描（computer tomography，CT）图像上显示高衰减，更容易、更可靠地显示出钙化 / 骨化，而 MRI 图像各序列信号显示低强度。软骨肉瘤和脊膜瘤中可见瘤内钙化，而骨母细胞瘤和骨肉瘤中可见瘤内骨化。

2.7 插图：脊柱、脊髓肿瘤影像学表现的组织学基础

2.7.1 脂肪成分肿瘤

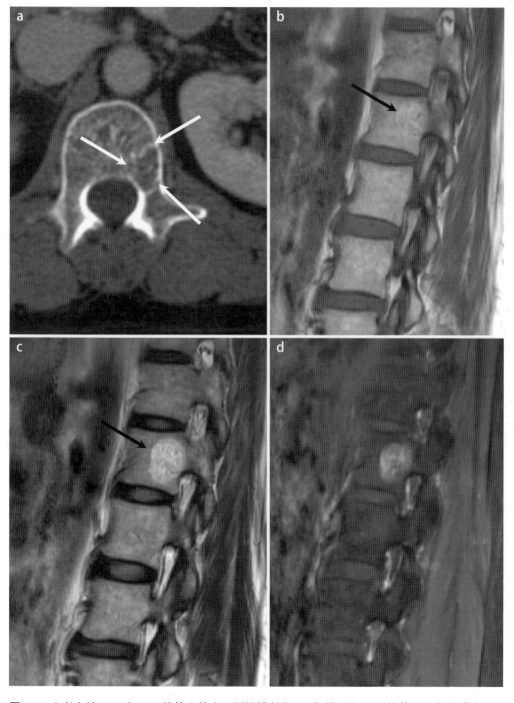

图 2.1 患者女性，57 岁，L1 椎体血管瘤。腰椎横断位 CT 扫描（a）显示椎体左后角骨质溶骨性病变，其内可见点状骨小梁形成（白色箭头）。MRI 矢状位 T 1WI（b）和 T2WI（c）显示高信号，表明存留的粗糙骨小梁和内在脂肪成分（黑色箭头）。MRI 矢状位 T1WI 增强图像（d）显示信号明显强化

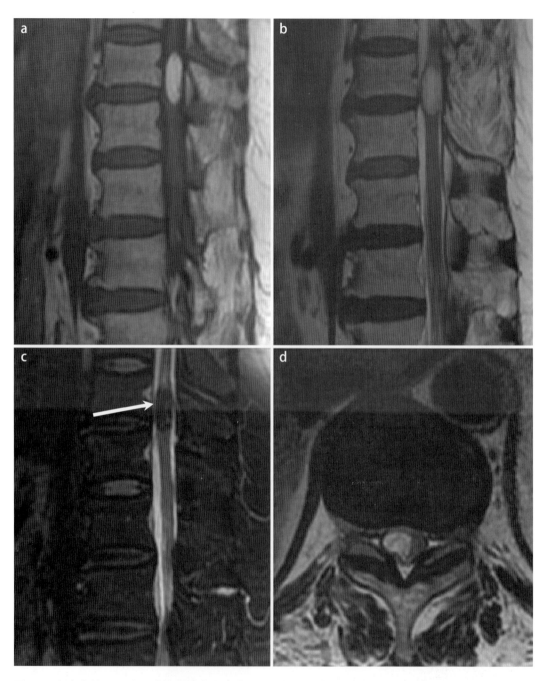

图 2.2 患者女性，63 岁，胸椎硬膜内脂肪瘤。下胸椎矢状位 T1WI、T2WI 图像（a、b）显示硬膜内脂肪瘤高信号。矢状位 T2WI 抑脂像（c）中肿块信号衰减，提示内部为脂肪成分（白色箭头）。横断位 T2WI 图像（d）显示硬膜内脂肪瘤附着于胸髓背外侧

2.7.2　红骨髓成分肿瘤

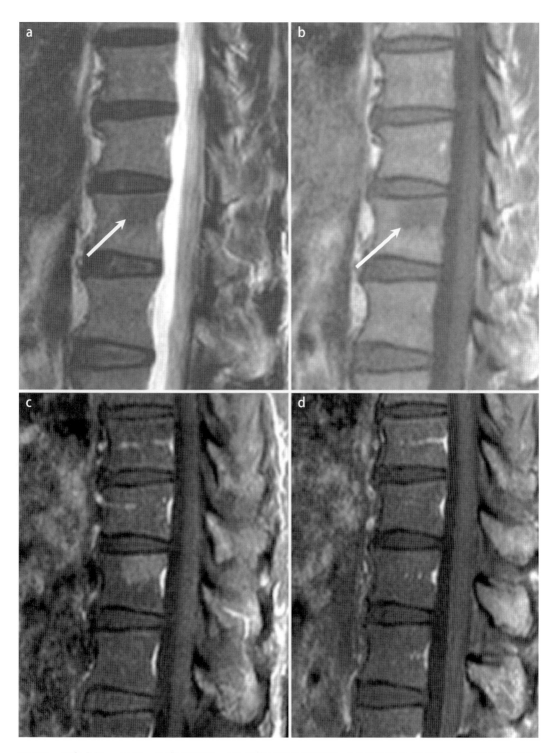

图 2.3　患者女性，60 岁，卵巢癌病史，T9 椎体局灶性红骨髓。MRI 矢状位 T2WI（a）和 T1WI（b）图像显示 T9 椎体后上侧轻度信号强度改变(白色箭头)。T1WI 图像(b)显示病灶信号强度高于椎间盘。在矢状位 T1WI 增强图像（c）上也有轻度强化。随访 4 年后，MRI（d）显示强化信号消失

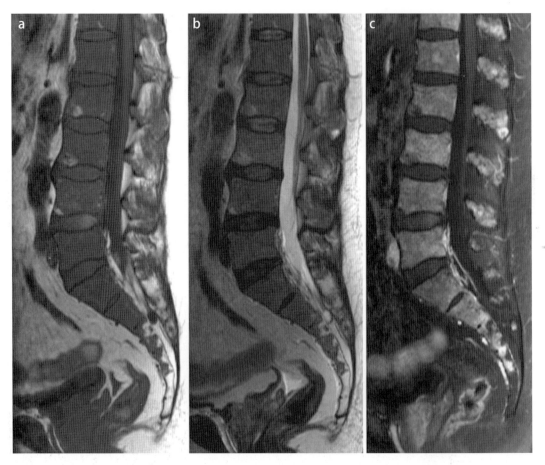

图 2.4 患者男性，72 岁，脊柱多发性骨髓瘤。腰椎 MRI 矢状位 T1WI（a）和 T2WI（b）图像显示病变累及整个椎体，呈弥漫性低信号，信号强度相对低于椎间盘。MRI 矢状位 T1WI 增强图像（c）显示弥漫性病变信号均匀强化

2.7.3 血管成分肿瘤

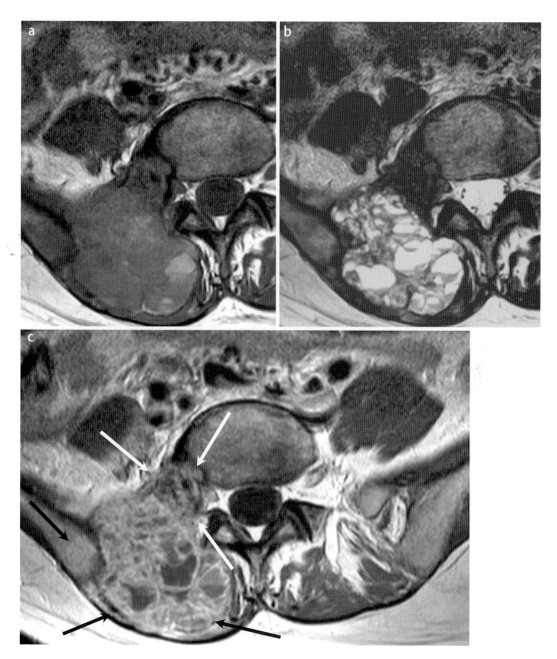

图 2.5 患者女性,21 岁,脊柱原发性毛细血管扩张型骨肉瘤。L5 椎体 MRI 横断位 T1WI(a)和 T2WI(b) 图像显示肿块累及右椎弓根、右关节突和部分椎体,呈多囊性、膨胀性,其内有出血导致的液平。同 一平面的 T1WI 增强抑脂像(c)显示椎旁有一强化实性肿块部分(白色箭头)和分隔强化。同时观察 到同侧背部肌肉和髂嵴受累(黑色箭头)

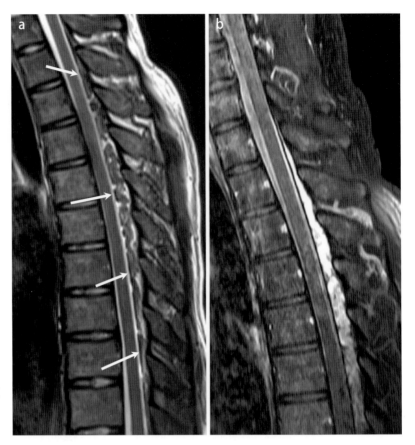

图 2.6　患者男性，17 岁，硬膜外血管瘤，双上肢无力。MRI 矢状位 T2WI（a）示：上胸椎后方硬膜外间隙可见一包含低信号扭曲血管结构的多叶状肿块（白色箭头）。MRI 矢状位 T1WI 增强（b）示：病灶明显强化

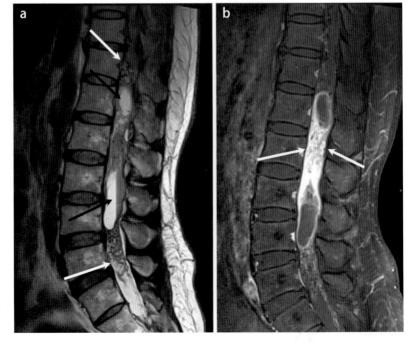

图 2.7　患者女性，51 岁，副神经节瘤。MRI 矢状位 T2WI（a）及 T1WI 增强抑脂（b）示：L1-L4 硬膜内可见一巨大多血管肿块，肿块顶端和底端可见囊性改变及液平（黑色箭头）。肿瘤内及周围可见广泛增粗的血管（白色箭头）

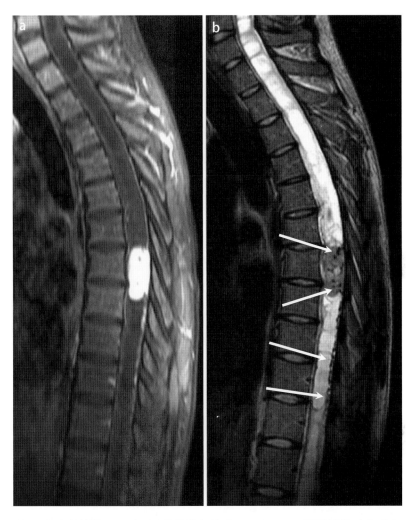

图 2.8 患者男性，22 岁，血管网状细胞瘤。MRI T1WI 增强抑脂（a）及矢状位 T2WI（b）示：一明显强化肿块伴随贯穿脊髓广泛空洞形成。肿块内及脊髓后表面显著膨大曲张的血管，其内可见多发流空信号（白色箭头）

2.7.4 富细胞性肿瘤

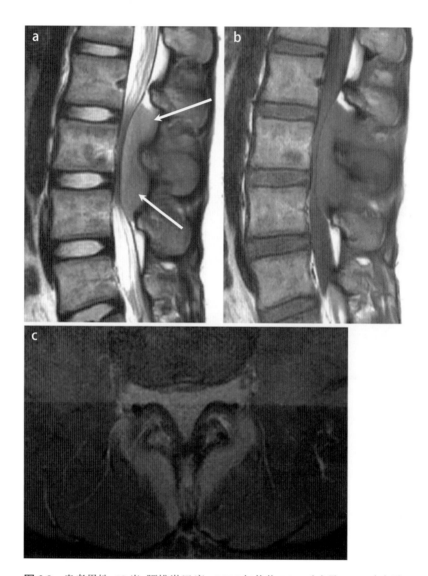

图 2.9 患者男性, 19 岁, 腰椎淋巴瘤。MRI 矢状位 T2WI（a）及 T1WI（b）示：
L3 后方硬膜外间隙可见一弥漫等信号软组织肿块压迫硬膜囊。肿瘤在 T2WI
呈等信号表明高度细胞化组分（白色箭头）。MRI 横断位 T1WI 增强抑脂（c）
示：肿瘤侵犯后方硬膜外隙、椎旁肌、椎板、棘突且均匀强化

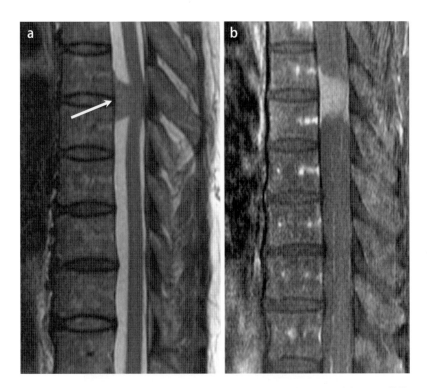

图 2.10 患者女性，50 岁，T6/7 脊膜瘤。MRI 矢状位 T2WI（a）示：等信号强度的硬膜肿块压迫 T6/7 脊髓。肿瘤在 T2WI 的等信号强度表明高度细胞化组分（白色箭头）。MRI 矢状位 T1WI 增强抑脂（b）示：肿瘤及相邻硬膜显著强化（脑膜尾征）

2.7.5　肿瘤出血

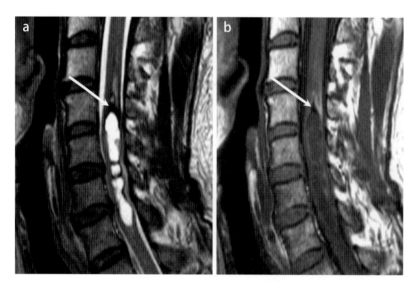

图 2.11　患者男性，51 岁，细胞型室管膜瘤。MRI 矢状位 T2WI（a）及 T1WI（b）示：颈髓内可见一分叶状囊性团块，头端有明显的含铁血黄素沉积（T1 及 T2 低信号）（白色箭头）

2.7.6 肿瘤钙化 / 骨化

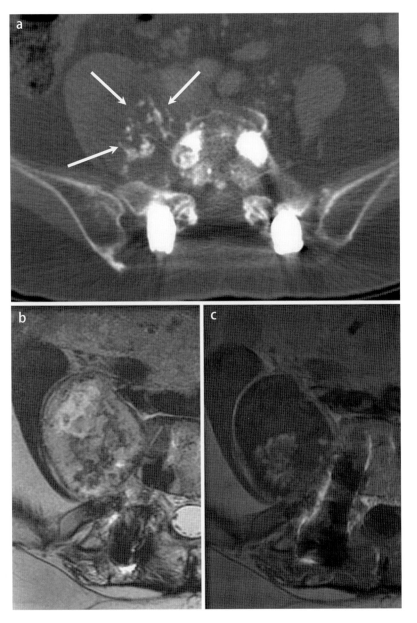

图 2.12 患者男性，68 岁，L4-S1 椎体右侧软骨肉瘤。腰椎横断位 CT 平扫（a）示：椎体右侧可见一含有环状或点状钙化（软骨基质）的椭圆形肿块（白色箭头），与椎体存在可疑的骨性连接，其内可见腰椎椎弓根螺钉。MRI 横断位 T2WI（b）示：肿瘤呈不均匀高信号。MRI 横断位 T1WI 增强（c）示：肿瘤内不均匀强化及部分间室强化

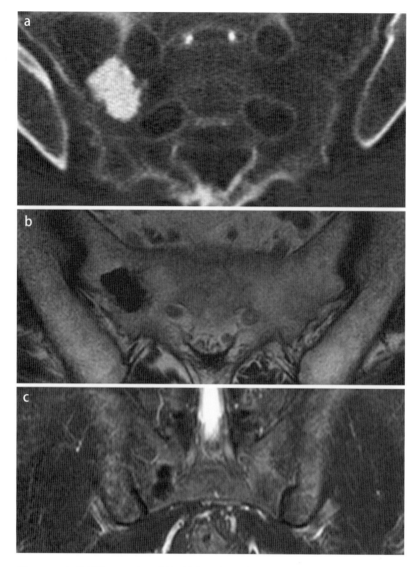

图 2.13　患者男性，66 岁，骶骨骨岛。骶骨水平位 CT（a）示：骨岛表现为致密的硬化特征。MRI 横断位 T2WI（b）示：右侧髂骨翼可见低信号病灶。MRI 冠状位 T1WI 增强（c）示：病灶无强化

参考文献

Kang HS, Lee JW, Kwon JW. Radiology illustrated: spine. Heidelberg: Springer Science & Business Media; 2014.

Kim DH, Chang U-K, Kim S-H, Bilsky MH. Tumors of the spine. Philadelphia: Elsevier Health Sciences; 2008.

Merhemic Z, Stosic-Opincal T, Thurnher MM. Neuroimaging of spinal tumors. Magn Reson Imaging Clin N Am. 2016;24(3):563–79. doi:10.1016/j.mric.2016.04.007.

Rodallec MH, Feydy A, Larousserie F, Anract P, Campagna R, Babinet A, et al. Diagnostic imaging of solitary tumors of the spine: what to do and say. Radiographics Rev Publ Radiol Soc N Am Inc. 2008;28(4):1019–41. doi:10.1148/rg.284075156.

Ross JS, Moore KR. Diagnostic imaging: spine. Philadelphia: Elsevier Health Sciences; 2015.

Cramer GD, Darby SA. Clinical anatomy of the spine, spinal cord, and ANS. Philadelphia: Elsevier Health Sciences, 2013.

脊柱、脊髓肿瘤影像学判读的系统性方法

3

3.1 骨内肿瘤

骨内肿瘤是一类 X 线或 CT 影像中显示溶骨性或成骨性的病灶。在 MRI 中，T1 加权像或 T2 加权抑脂像中更容易观察骨内肿瘤。由于疾病本身的性质，将弥漫骨髓浸润性肿瘤（如多发性骨髓瘤）排除在这一分类之外。如果在 MRI T1 加权像上骨髓信号低于椎间盘信号，需要考虑弥漫骨髓浸润性肿瘤的可能。

在鉴别诊断中，需要综合评估病人的临床信息，如年龄、肿瘤发病率、肿瘤部位及影像学类型。

© Springer Science+Business Media Singapore 2017 25
H.S. Kang et al., *Oncologic Imaging: Spine and Spinal Cord Tumors*,
DOI 10.1007/978-981-287-700-0_3

3.1.1 骨内肿瘤：根据发病率分类

最常见的良性骨肿瘤	血管瘤
最常见的恶性骨肿瘤	转移性肿瘤

3.1.2 骨内肿瘤：根据发病年龄分类

儿童（＜20岁）	嗜酸性肉芽肿、骨样骨瘤、骨母细胞瘤、尤因肉瘤、白血病
青年（20～39岁）	巨细胞瘤、骨肉瘤、骨母细胞瘤、淋巴瘤
中年（40～59岁）	转移性肿瘤、浆细胞瘤
老年（＞60岁）	转移性肿瘤、多发性骨髓瘤、软骨肉瘤

3.1.3 骨内肿瘤：根据发病部位分类

椎体	巨细胞瘤、血管瘤、良性脊索细胞瘤、朗格汉斯细胞组织细胞增生症
椎体后侧附件	肉瘤、骨样骨瘤、骨母细胞瘤
弥散性	转移性肿瘤、多发性骨髓瘤、淋巴瘤、白血病

3.1.4 骨内肿瘤：根据影像学表现分类

良性表现骨病变	血管瘤、良性脊索细胞瘤、嗜酸性肉芽肿、骨纤维结构发育不良
X线放射浓聚肿瘤	成骨性转移性肿瘤、骨肉瘤、骨纤维结构发育不良、良性脊索细胞瘤、霍奇金淋巴瘤、多发性骨髓瘤
多间室病灶	淋巴瘤、血管瘤、白血病、转移性肿瘤
广泛反应性改变	骨样骨瘤、骨母细胞瘤
液 - 液平面	动脉瘤样骨囊肿（原发或继发）、毛细血管扩张型骨肉瘤

3.2 硬膜外非骨性脊柱肿瘤

硬膜外和髓外硬膜内肿瘤的区别在于肿瘤与硬膜的关系。硬膜外肿瘤位于椎管硬膜外间隙。该间隙包含脂肪和静脉丛，这些成分在 MRI T1 加权像上显示为高信号并能被强化。硬膜外肿瘤可通过椎间孔延伸至椎旁区域。硬膜外肿瘤可起源于神经、脂肪和血管。

3.2.1 硬膜外非骨性脊柱肿瘤：根据发病率分类

最常见	良性神经源性肿瘤（神经鞘瘤、神经纤维瘤）、突出椎间盘（类似肿瘤表现）
罕见	血管脂肪瘤、硬膜外蛛网膜囊肿、恶性周围性神经鞘瘤

3.2.2 硬膜外非骨性脊柱肿瘤：根据影像学表现分类

囊性肿瘤	神经鞘瘤、硬膜外蛛网膜囊肿、滑膜囊肿、椎间盘囊肿
分叶状肿瘤	血管瘤、血管脂肪瘤、畸胎瘤
出血性肿瘤	血管瘤、孤立性纤维瘤
显著不均匀强化	血管瘤、孤立性纤维瘤、副神经节瘤
中度均匀强化	淋巴瘤、白血病
边缘强化	神经鞘瘤、突出椎间盘
脂肪成分	血管脂肪瘤

3.3 髓外硬膜内肿瘤

髓外硬膜内（intradural extramedullary, IDEM）肿瘤位于硬膜内但在脊髓之外，通常在蛛网膜下隙。髓外硬膜内肿瘤很容易压迫脊髓，即使肿瘤体积很小也可产生症状。髓外硬膜内肿瘤可起源于神经（包括神经鞘）、脊膜或血管。

3.3.1　髓外硬膜内肿瘤：根据发病率分类

最常见	良性神经鞘瘤
第二常见	脊膜瘤

3.3.2　髓外硬膜内肿瘤：根据发病年龄分类

儿童	脂肪瘤、畸胎瘤
青年	良性神经鞘瘤
成人	脊膜瘤

3.3.3　髓外硬膜内肿瘤：根据发病部位分类

颈椎	良性神经鞘瘤
胸椎	脊膜瘤
腰椎	良性神经鞘瘤、黏液乳头型室管膜瘤、副神经节瘤

3.3.4　髓外硬膜内肿瘤：根据影像学表现分类

多细胞性肿瘤	脊膜瘤、淋巴瘤
肿瘤病灶内钙化	脊膜瘤
伴有动静脉瘘或表面含铁血黄素沉积多血管性肿瘤	室管膜瘤、副神经节瘤、脊膜黑色素细胞瘤
靠近脊髓圆锥或马尾神经肿瘤	室管膜瘤、副神经节瘤
多发性髓外硬膜内肿瘤	良性神经鞘瘤、室管膜瘤、转移性肿瘤软脊膜种植

3.4　髓内肿瘤

　　髓内肿瘤位于脊髓内，与大脑实质内的肿瘤均属于中枢神经系统肿瘤。髓内肿瘤一旦发生出血，可造成急性神经症状。

3.4.1　髓内肿瘤：根据发病率分类

最常见	室管膜瘤
第二常见	星形细胞瘤
第三常见	血管网状细胞瘤

3.4.2　髓内肿瘤：根据发病年龄分类

儿童	星形细胞瘤（最常见）
成人	室管膜瘤（最常见）

3.4.3　髓内肿瘤：根据发病部位分类

中央	室管膜瘤
偏心	星形细胞瘤
软脊膜下背侧	血管网状细胞瘤

3.4.4　髓内肿瘤：根据影像学表现分类

囊性改变肿瘤	星形细胞瘤、血管网状细胞瘤
肿瘤出血	室管膜瘤、海绵状血管瘤、转移性肿瘤
肿瘤伴广泛脊髓水肿	转移性肿瘤
多发性髓内肿瘤	血管网状细胞瘤

3.4.5　髓内肿瘤与非瘤性脊髓病

髓内肿瘤	脊髓炎
广泛脊髓水肿	中度脊髓水肿
水肿进展或占位效应	水肿消退
T2 等信号强度区域	无 T2 等信号强度区域
病灶中央强化	病灶边缘强化
周围空洞或含铁血黄素	无空洞或含铁血黄素

3.5 婴幼儿 / 儿童脊柱、脊髓肿瘤

骨肿瘤	嗜酸性肉芽肿、尤因肉瘤、转移性神经母细胞瘤
髓外硬膜内肿瘤	神经鞘瘤、星形胶质细胞瘤、脂肪瘤、畸胎瘤
髓内肿瘤	纤维性星形细胞瘤

参考文献

Kang HS, Lee JW, Kwon JW. Radiology illustrated: spine. Heidelberg: Springer Science & Business Media; 2014.

Kim DH, Chang U-K, Kim S-H, Bilsky MH. Tumors of the spine. Philadelphia: Elsevier Health Sciences; 2008.

Merhemic Z, Stosic-Opincal T, Thurnher MM. Neuroimaging of spinal tumors. Magn Reson Imaging Clin N Am. 2016;24(3):563–79. doi:10.1016/j.mric.2016.04.007.

Rodallec MH, Feydy A, Larousserie F, Anract P, Campagna R, Babinet A, et al. Diagnostic imaging of solitary tumors of the spine: what to do and say. Radiographics Rev Publ Radiol Soc N Am Inc. 2008;28(4):1019–41. doi:10.1148/rg.284075156.

Ross JS, Moore KR. Diagnostic imaging: spine. Philadelphia: Elsevier Health Sciences; 2015.

Cramer GD, Darby SA. Clinical anatomy of the spine, spinal cord, and ANS. Philadelphia: Elsevier Health Sciences, 2013.

第二部分
中阶：肿瘤详细介绍

各分区发病前三位的脊柱、脊髓肿瘤

4

目录

© Springer Science+Business Media Singapore 2017
H.S. Kang et al., *Oncologic Imaging: Spine and Spinal Cord Tumors*,
DOI 10.1007/978-981-287-700-0_4

4.1 骨内肿瘤

4.1.1 血管瘤

1. 流行病学
   - 发病高峰：30 ～ 50 岁，肿瘤体积随着年龄增长而增大
   - 无症状：男性 = 女性
   - 出现症状：男性＜女性
2. 发病部位
   - 胸椎（60%）＞腰椎（29%）＞颈椎（6%）＞骶骨（5%）
   - 椎体≫附件
3. 特征性影像学表现
   - 边界清楚的圆形或分叶状骨内肿块
   - X 线、CT 和 MRI 可发现增厚的骨小梁
   - T1 和 T2 加权像均表现为高信号
   - 明显强化

4. 一般影像学表现
   - 侵袭性无症状血管瘤内的血管在 T1 加权像显示为低信号
   - 硬化性血管瘤强化不明显
   - 硬膜外和椎体均可累及
5. 鉴别诊断
   - 良性脊索细胞瘤
     - CT 可见硬化
     - T1 加权像低信号
     - 无强化
   - 转移性肿瘤
     - 骨皮质破坏
     - T1 加权像低信号
   - 局灶性脂肪
     - 形状不规则
     - 无强化

4.1.1.1　插图：血管瘤

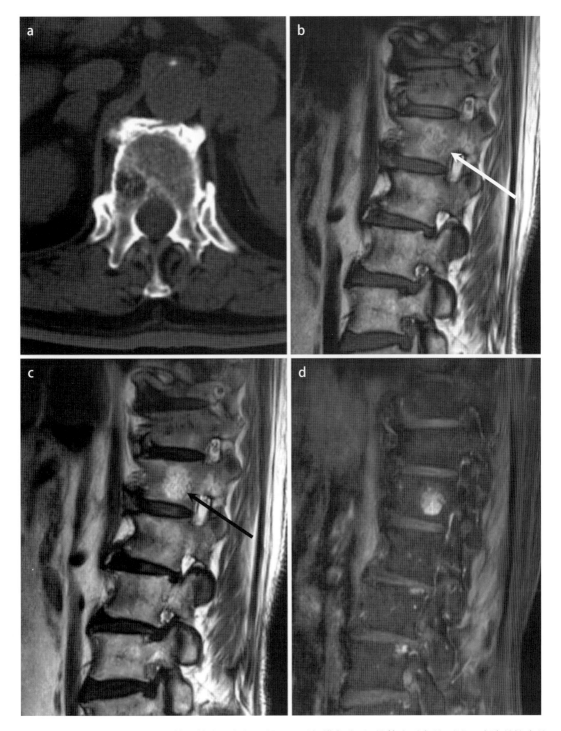

图 4.1　患者女性，76 岁，T12 椎体血管瘤。（a）腰椎 CT 平扫横断位示：椎体右后角处可见一小溶骨性病灶。（b）MRI 矢状位 T1WI 示：稍低信号强度病灶外有一圈高信号环（白色箭头）。（c）MRI 矢状位 T2WI 示：高信号强度病灶内可见骨小梁（黑色箭头）。（d）MRI 矢状位 T1WI 增强可见病灶强化

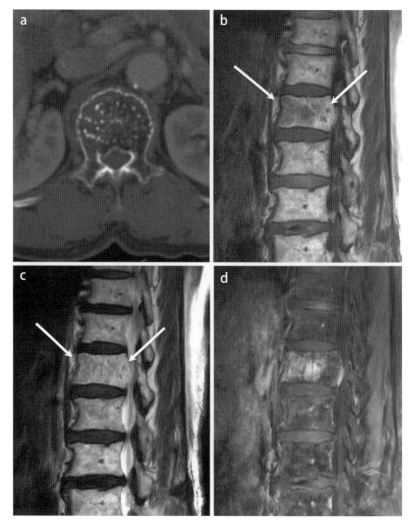

图 4.2 患者女性，78 岁，L1 椎体血管瘤。(a) 腰椎横断面 CT 示溶骨性破坏侵及整个椎体，椎体内部可见点状骨小梁。MRI 矢状位 T1WI (b) 和 T2WI (c) 显示不均匀低密度信号改变，夹杂形态不规则骨小梁结构（白色箭头所示）。MRI T1WI 增强 (d) 呈明显强化

4.1.2 转移性肿瘤

1. 流行病学
   - 中年和老年（可见于任何年龄）
   - 男性：前列腺癌、肺癌
   - 女性：乳腺癌、肺癌
2. 发病部位
   - 胸椎（70%），腰椎（20%），颈椎（10%）
   - 通常发生于椎体
3. 特征性影像学表现
   - 溶骨型（70%），成骨型（9%），混合型（21%）
   - 溶骨性肿块
     - 骨皮质破坏并侵及椎旁组织
     - 恶性压缩性骨折：正常骨质完全被肿瘤组织替代
     - 原发肿瘤不同，信号改变和侵袭性不同
   - 成骨合并外周硬化
     - 常见于乳腺癌和前列腺癌
     - X 线常表现为不规则硬化灶，CT 显示椎体终板凹陷
     - MRI T1 和 T2 加权像呈低信号改变
     - 边缘强化
   - 混合型
     - 溶骨和成骨并存
4. 一般影像学表现
   - 严重压缩性骨折
     - 椎体内骨髓信号完全改变
     - 椎体后缘后凸
     - T1WI 低信号
     - 明显强化或者椎体内可见不规则非强化区域

- 硬膜外肿瘤导致脊髓纵裂
- 可以单发
- 肿瘤边缘强化
- 甲状腺癌脊柱转移生长较缓慢
- 腹膜后或者纵隔肿瘤直接侵犯

5. 鉴别诊断
   - 侵袭性血管瘤
     - 粗大骨小梁
   - 骨髓增生异常 / 红骨髓再生
     - T1WI 像与椎间盘相比呈等密度或高密度信号
     - 片状强化
   - Schmorl 结节（椎间盘向椎体内突出）
     - T1WI 图像或 CT 上的皮质中断
     - 同椎间盘等信号
   - 多发性骨髓瘤
     - 广泛或者区域性受侵
     - 骨质疏松性椎体压缩骨折
   - 淋巴瘤
     - 多间室，无明确皮质破坏
     - 信号均匀
     - 年轻人多发
   - 结核
     - 韧带下蔓延
     - 骨内轮状强化
   - 多发性纤维异常增生
     - 磨玻璃样
     - 骨过度增生或重塑
   - 淋巴血管瘤
     - 囊性
     - 无间隔改变

4.1.2.1　插图：转移性肿瘤

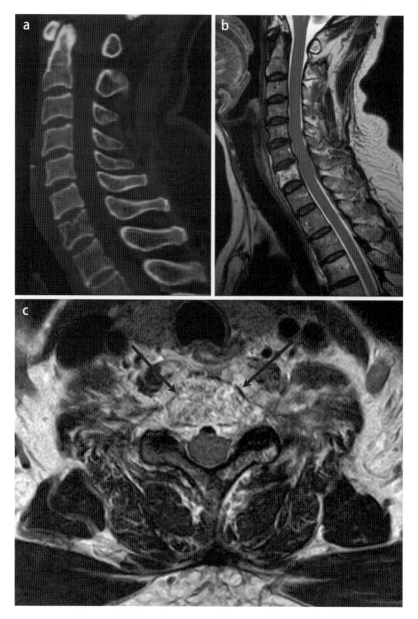

图 4.3　患者女性，76 岁，胰腺癌 C7 椎体转移。颈椎矢状位 CT 示整个椎体呈边界不清的溶骨性骨质破坏。MRI 矢状位（b）和横断位（c）T2WI 显示椎体周围及硬膜外不均匀高信号病变。MRI 矢状位 T1WI（d）显示整个椎体呈低信号，相较椎间盘呈相对低信号。MRI T1WI 增强显示椎体呈轻度强化，椎旁及硬膜外软组织呈明显强化

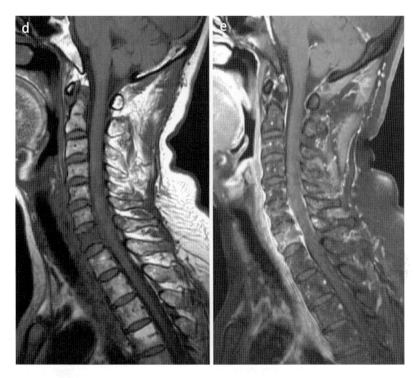

图4.3（续）患者女性，76岁，胰腺癌C7椎体转移。颈椎矢状位CT示整个椎体呈边界不清的溶骨性骨质破坏。MRI矢状位（b）和横断位（c）T2WI显示椎体周围及硬膜外不均匀高信号病变。MRI矢状位T1WI（d）显示整个椎体呈低信号，相较椎间盘呈相对低信号。MRI T1WI增强显示椎体呈轻度强化，椎旁及硬膜外软组织呈明显强化

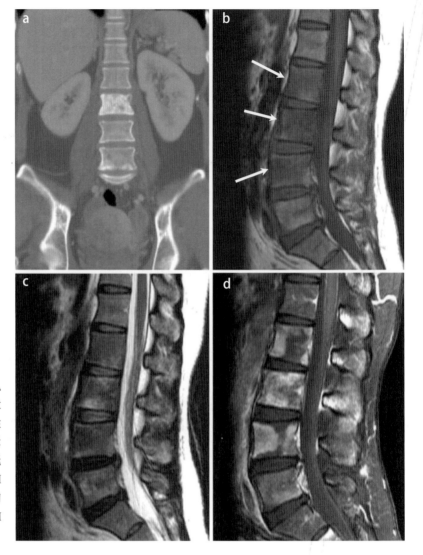

图 4.4 患者女性，35 岁，乳腺癌 L2、L3、L4 转移。冠状位 CT（a）示 L2 椎体成骨性破坏。矢状位 T1WI（b）显示 L2、L3、L4 椎体呈不均匀低信号（白色箭头所示）。MRI 矢状位 T2WI（c）显示不均匀低信号区。MRI 矢状位 T1WI 增强（d）呈不均匀强化

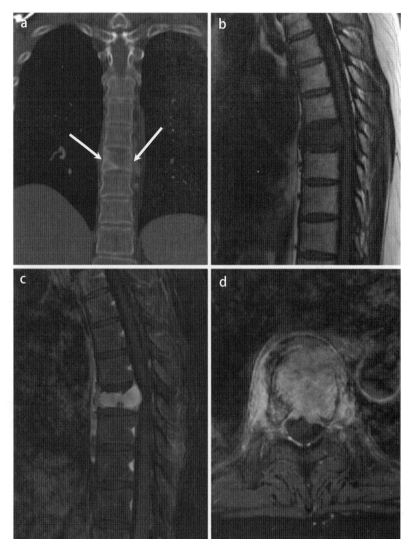

图 4.5 患者女性，48 岁，肾癌 T8 椎体转移。冠状位 CT(a) 示 T8 椎体左侧呈溶骨性骨质破坏，椎体高度降低（白色箭头所示）。MRI 矢状位 T1WI (b) 显示整个 T8 椎体呈广泛低信号合并病理性压缩性骨折，信号较椎间盘偏低。MRI T1WI 增强矢状位（c）和横断位（d）示椎体及椎旁组织、硬膜外组织呈广泛均匀强化

4.1.3 多发性骨髓瘤

1. 流行病学
   - 50 ~ 60 岁
   - 男性＞女性
2. 发病部位
   - 广泛侵犯
   - 压缩性骨折，87% 发生于 T6-L4
3. 特征性影像学表现
   - 斑点型
     - 图像呈黑白相间
     - 全脊柱多发微小结节，T1 像呈低信号结节：结节内强化明显
   - 弥散型
     - 整个脊柱包括骨髓表现为广泛 T1 低信号
     - T1WI 像上病变信号低于椎间盘
   - 多发结节型
     - 与多发转移瘤相似的改变
   - 骨质疏松性压缩骨折样改变
4. 一般影像学表现
   - 椎体硬化
   - POEMS 综合征表现特点之一
   - 骨髓影像学可表现正常
   - 单发病灶：浆细胞瘤
5. 鉴别诊断
   - 骨髓增生异常 / 红骨髓再生
     - T1WI 像与椎间盘相比呈等密度或高密度信号
     - 片状强化
   - 淋巴瘤
     - 多间室：骨，硬膜外，脊膜
     - 均匀信号
     - 明显强化
   - 转移瘤
     - 多发结节占位
     - 不均匀强化
     - 骨皮质破坏
   - 老年性骨质疏松
     - 由于脂肪堆积和红骨髓异常增殖导致骨髓不均匀斑片状分布
     - 骨髓呈低信号
   - 不规则形状
   - 信号强度等于或者高于椎间盘

4.1.3.1　插图：多发性骨髓瘤

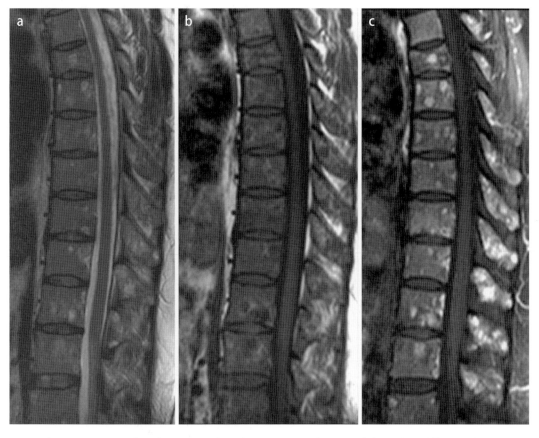

图 4.6　患者男性，43 岁，脊柱多发性骨髓瘤。胸椎 MRI 矢状位 T1WI（a）呈多发低信号小结节状改变。矢状位 T2WI（b）呈点状高信号。MRI 矢状位 T1WI 增强（c）示这些小结节明显强化

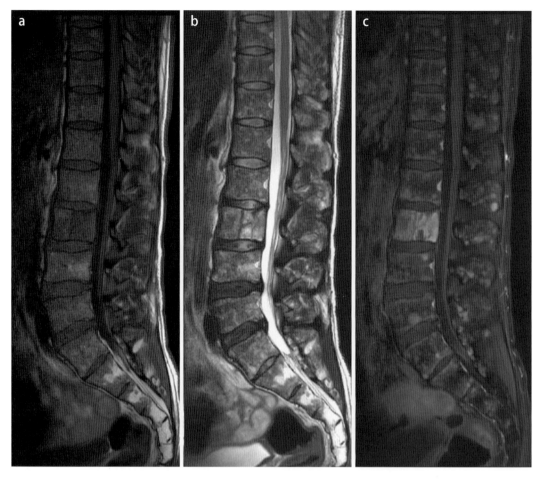

图 4.7　患者男性，47 岁，脊柱多发性骨髓瘤。腰椎 MRI 矢状位 T1WI（a）和 T2WI（b）示整个脊柱多发低信号小结节。MRI 矢状位 T1WI 增强（c）小结节明显强化

4.2 硬膜外非骨性肿瘤或肿瘤样病变

4.2.1 神经鞘瘤

1. 流行病学
   - 30 ~ 60 岁
   - 发病率：男性 = 女性
2. 发病部位
   - 胸椎＞腰椎、颈椎
3. 特征性影像学表现
   - 边界清晰，分叶状硬膜外占位
   - 椎间孔扩大，骨质扇形切迹形成
   - T2WI 高信号，均匀或周边不均匀强化
4. 一般影像学表现
   - 硬膜下肿块（哑铃形）
   - 囊性变：外周不均匀强化，中间高亮，T2 高信号
5. 鉴别诊断
   - 神经纤维瘤

- 呈梭形
- 靶环征：T2WI 像外周高信号，中央低信号

- 椎间盘突出症（游离型）
  - T2 低信号
  - 不强化 / 外周强化，T2 中央低信号
  - 邻近椎间盘的基底部突出
- 脓肿
  - 外周薄层强化
  - 邻近椎体骨髓水肿
- 血管脂肪瘤
  - T1 低信号
- 硬膜外血管瘤
  - 囊性或者实性均匀强化
  - 呈分叶状
- 硬膜外血肿
  - 不强化，呈点状 T1 高信号或者 T2 低信号

4.2.1.1　插图：神经鞘瘤

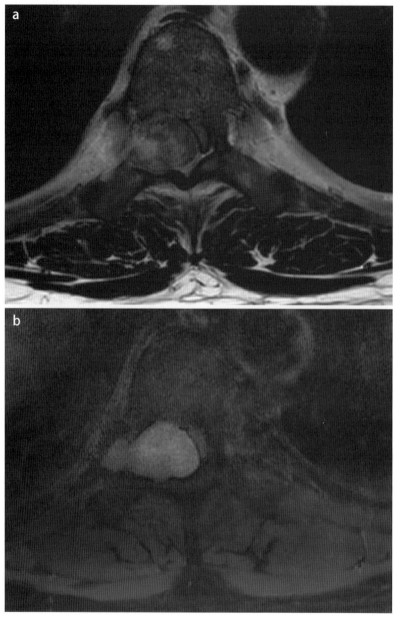

图 4.8　患者男性，50 岁，硬膜外神经鞘瘤。MRI 横断位 T2WI（a）示硬膜外不均匀软组织肿瘤，T8/T9 右侧椎间孔受累。胸髓受压并向左侧移位。MRI 横断位 T1WI 增强（b）示肿瘤组织均匀强化

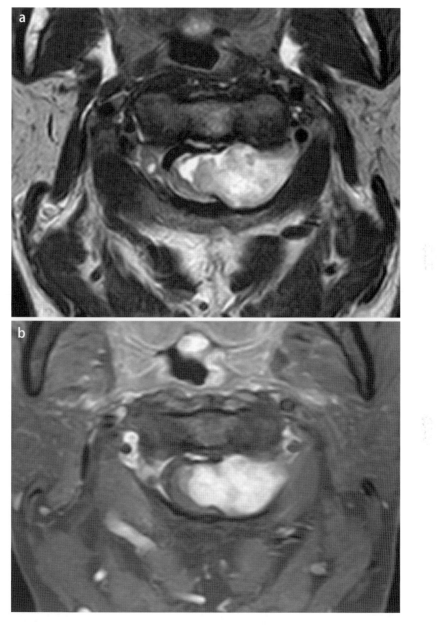

图 4.9 患者女性，53 岁，硬膜外神经鞘瘤。MRI 横断位 T2WI（a）示硬膜外前外侧高信号占位，并经 C1/C2 左侧椎间孔穿出。相应平面脊髓受压并向右侧移位。MRI 横断位 T1WI 增强（b）示病变组织呈不均匀强化

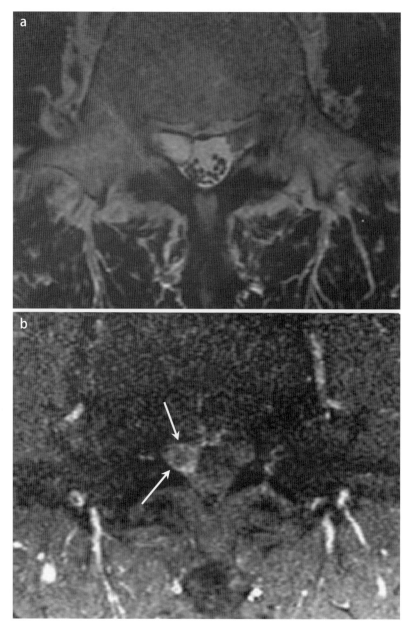

图 4.10 患者男性，65 岁，硬膜外神经鞘瘤。MRI 横断位 T2WI（a）示 L4/L5 水平硬膜外右侧高信号占位。MRI 横断位 T1WI 增强（b）示病变组织周围强化（白色箭头所示）

4.2.2 神经纤维瘤

1. 流行病学
   - 30 ～ 60 岁
   - 发病率：男性 = 女性
2. 发病部位
   - 胸椎＞腰椎、颈椎
3. 特征性影像学表现
   - T2WI 像呈外周高信号（黏液样物质）+ 中央低信号（神经组织）
   - 神经根孔扩大呈梭形，神经根水肿征象
4. 一般影像学表现
   - 丛状神经纤维瘤
     - 臂丛或者腰丛多发神经纤维瘤
   - Ⅰ型神经纤维瘤病
   - 弥漫性神经纤维瘤
     - 边界不清，浸润肌肉或者皮下脂肪组织
     - Ⅰ型神经纤维瘤病
5. 鉴别诊断
   - 神经鞘瘤
     - 类似影像学表现
     - 靶环征较少见
   - 恶性周围神经鞘瘤（malignant peripheral nerve sheath tumor，MPNST）
     - 肿瘤体积较大，通常大于 5 cm

4.2.2.1　插图：神经纤维瘤

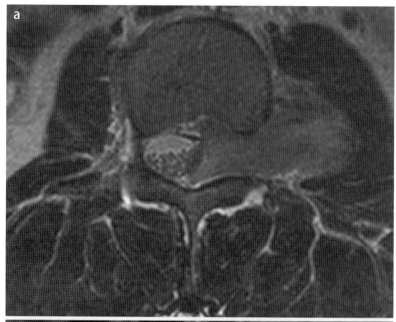

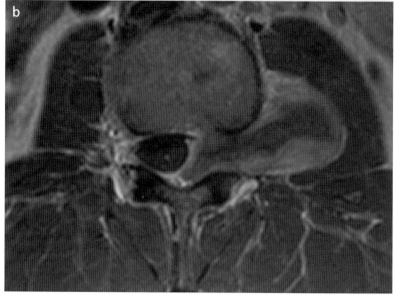

图 4.11　患者男性，33 岁，硬膜外神经纤维瘤。MRI 横断位 T2WI（a）示硬膜外哑铃形不均匀强化病灶，累及左侧 L1/L2 椎间孔。MRI 横断位 T1WI 增强（b）示病变组织边缘强化

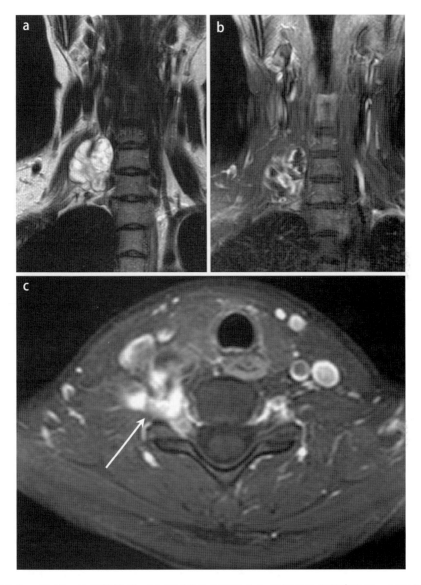

图 4.12　患者女性，35 岁，神经纤维瘤。MRI 冠状位 T2WI（a）显示分叶状椎旁肿块。MRI 冠状位（b）和横断位（c）T1WI 增强显示周边强化肿块通过右侧 C6/C7 神经孔延伸（白色箭头）

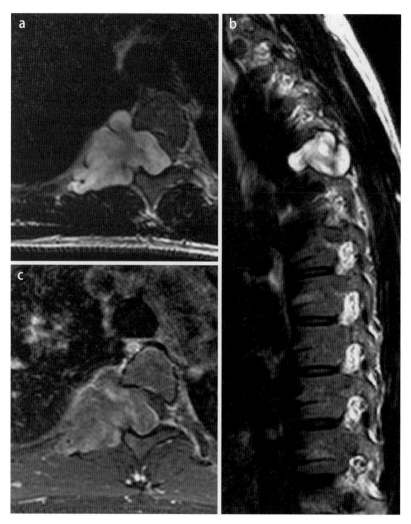

图 4.13 患者女性，25 岁，硬膜外神经纤维瘤。MRI 横断位（a）和矢状位（b）T2WI 示分叶状硬膜外肿块呈高信号，延伸通过 T4/T5 右侧扩大的椎间孔。脊髓受压向左侧明显移位。MRI 横断位 T1WI（c）示肿块周边强化

4.2.3 椎间盘突出（游离型）

1．流行病学
  - 各年龄段
  - 男性＝女性
2．发病部位
  - 腰椎
3．特征性影像学表现
  - T2WI 像呈低信号
  - 无增强／外周增强和 T2 中央低信号

- 在相邻椎间盘底部突出
4．一般影像学表现
  - 硬膜内椎间盘突出症罕见
  - 边缘增厚强化
5．鉴别诊断
  - 神经鞘瘤
  - 神经纤维瘤
  - 脓肿
  - 血肿

4.2.3.1 插图：椎间盘突出（游离型）

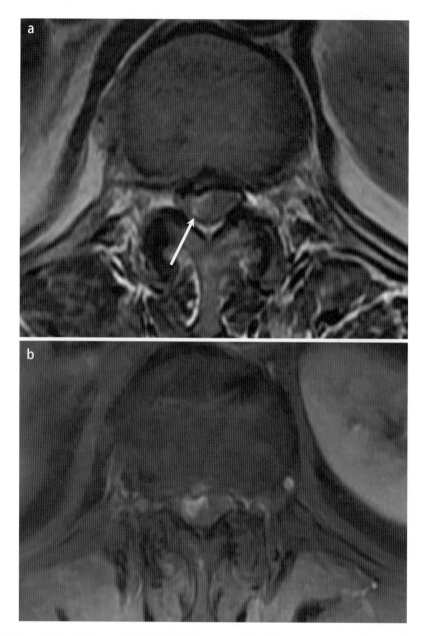

图 4.14 患者女性，65 岁，T12/L1 水平游离型椎间盘。MRI 横断位 T2WI（a）显示右侧硬膜外病变，周围高信号区，内部低信号区（白色箭头）。病变导致脊髓压迫并向左侧移位。MRI 横断位 T1WI 增强（b）示外周强化

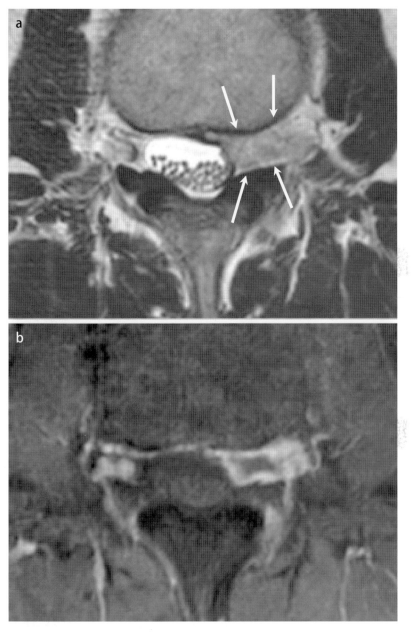

图 4.15　患者女性，57 岁，L2/L3 水平游离型椎间盘。MRI 横断位 T2WI（a）显示高信号病变从腹侧及左侧硬膜间隙延伸到左侧神经孔（白色箭头）。MRI 横断位 T1WI 增强（b）示周边强化

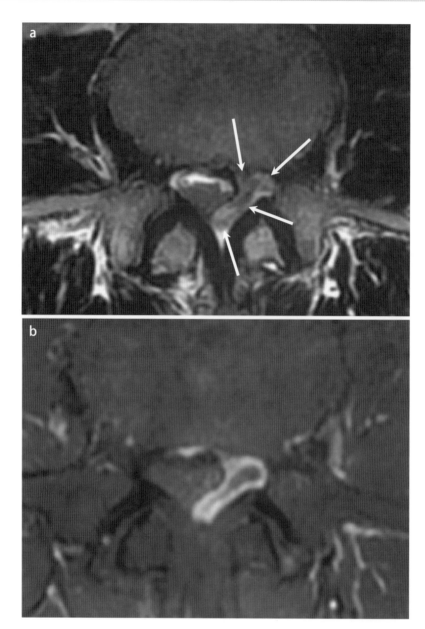

图 4.16 患者男性，61 岁，L3/L4 水平游离型椎间盘。MRI 横断位 T2WI（a）显示硬膜外左后外侧的分叶状高信号病变（白色箭头）。病变导致左侧 L4 神经根受压及中央管受压。MRI 横断位 T1WI 增强（b）显示周边强化

4.3 髓外硬膜内肿瘤

4.3.1 神经鞘瘤

1．流行病学

- 30 ～ 60 岁
- 发病率：男性＝女性

2．发病部位

- 胸椎＝腰椎＞颈椎
- 偏心性

3．特征性影像学表现

- 边界清楚的硬膜内小叶、圆形或卵圆形肿块
- 压迫脊髓至对侧
- T2WI 呈高信号，明显强化

- 可沿神经根延伸并生长到硬膜外间隙（哑铃形）
- 无钙化，无硬膜基底

4．一般影像学表现

- 多发性神经鞘瘤
- 在附于马尾的小结节上 T2WI 呈中等信号

5．鉴别诊断

- 脊膜瘤
  - T2WI 呈中等信号强度
  - 硬膜基底
  - 胸段
  - 钙化

4.3.1.1 插图：神经鞘瘤

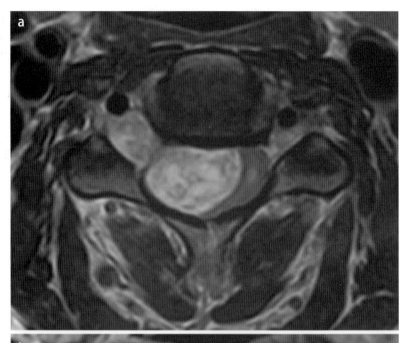

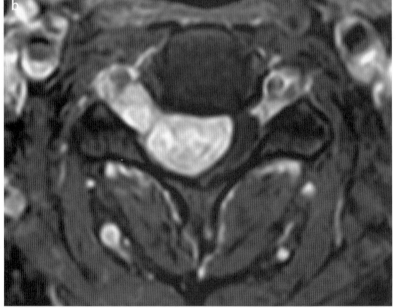

图 **4.17** 患者女性，34 岁，C3/C4 水平神经鞘瘤。MRI 横断位 T2WI（a）示边界清楚的髓外硬膜内肿块，在 C3/C4 水平的中央管右侧，呈不均匀高信号，延伸至右侧 C3/C4 椎间孔，压迫脊髓向左移位。MRI 横断位 T1WI 增强（b）显示明显强化

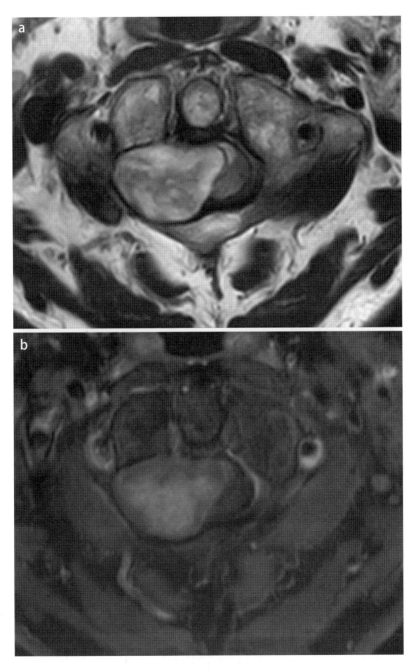

图 4.18　患者女性，72 岁，C1/C2 水平神经鞘瘤。MRI 横断位 T2WI（a）显示边界清楚的髓外硬膜内肿块，在 C1/C2 水平中央管右侧呈不均匀高信号，延伸至右侧 C1/C2 椎间孔，压迫脊髓向左移位。MRI 横断位 T1WI 增强（b）可见强化

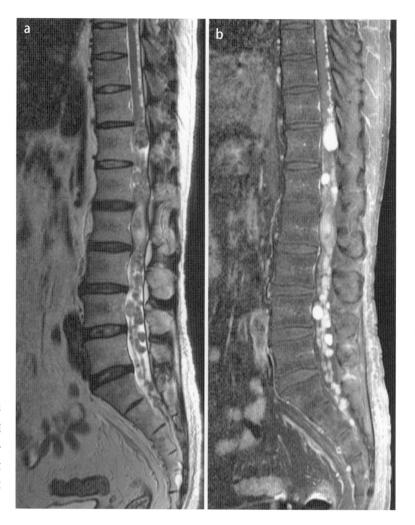

图 4.19　患者男性，45 岁，多发神经鞘瘤。MRI 矢状位 T2WI（a）显示多个边界清楚的髓外硬膜内小结节，附着于胸腰段的脊髓和马尾神经。MRI 矢状位 T1WI（b）增强显示明显强化

4.3.2　脊膜瘤

1. 流行病学
   - 40 ~ 50 岁
   - 发病率：女性 ≫ 男性
2. 发病部位
   - 胸椎
3. 特征性影像学表现
   - 以硬膜压迫为基础特征的硬膜肿块
   - T2WI 中等信号强度
   - 硬膜尾征：肿块附近的硬膜强化
   - 钙化

4. 一般影像学表现
   - 斑块状脊膜瘤
     - 附着在硬膜上的斑块状不规则肿块
   - WHO 分级
     - 脊膜瘤（Ⅰ）
     - 非典型脊膜瘤（Ⅱ）
     - 间变性脊膜瘤（Ⅲ）
5. 鉴别诊断
   - 神经鞘瘤
     - T2WI 呈高信号，明显强化
     - 可沿神经根向硬膜外隙生长（哑铃形）
     - 无钙化，无硬膜基底

4.3.2.1   插图：脊膜瘤

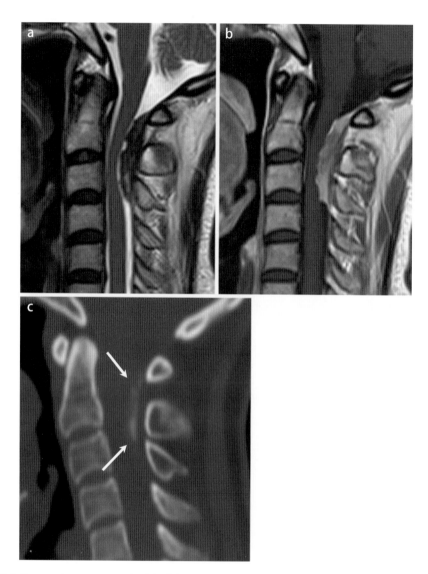

图 4.20   患者女性，44 岁，C1 ~ C3 水平脊膜瘤。MRI 矢状位 T2WI（a）显示后侧蛛网膜下隙广硬膜基底的肿块，呈低信号，C1 ~ C3 水平脊髓受压。MRI 矢状位 T1WI 增强（b）显示肿块附近的硬膜强化（硬脊膜尾征）。颈椎矢状位 CT 扫描（c）显示钙化（白色箭头）

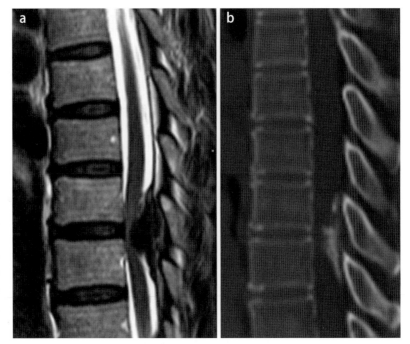

图 4.21　患者女性，51 岁，T8/T9 水平脊膜瘤。MRI 矢状位 T2WI（a）显示一个广硬膜基底的肿块呈低信号，位于 T8-T9 水平后蛛网膜下隙，T8/T9 水平脊髓受压。矢状位 CT 扫描（b）显示肿块内的致密钙化影

4.3.3 黏液乳头型室管膜瘤

1. 流行病学
   - 各年龄段
   - 男性＞女性
2. 发病部位
   - 腰椎
3. 特征性影像学表现
   - 纵向生长的分叶肿块，界限清楚
   - 出血前 T2WI 呈高信号
   - 由于出血导致的 T2WI 低信号
   - 明显强化
   - 位置居中
4. 一般影像学表现
   - 软膜播散
     - 多发的软膜强化结节

- 表面含铁血黄素沉着症
  - 由于反复出血
  - 脊髓和小脑表面的低信号
- 瘤体内动静脉瘘
  - 显著的流空信号影
5. 鉴别诊断
   - 副神经节瘤
     - 多血管肿块伴随瘤体内动静脉瘘
   - 神经鞘瘤
     - 硬膜内肿块小
     - 出血少
   - 软脊膜转移
     - 其他部位转移病灶
     - 脊髓表面不规则强化

4.3.3.1　插图：黏液乳头型室管膜瘤

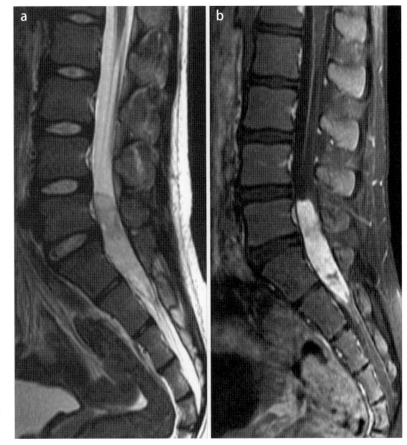

图 4.22　患者男性，12 岁，L5 ～ S2 水平黏液乳头型室管膜瘤。MRI 矢状位 T2WI（a）示一边界清楚、纵向生长、较大的分叶状髓外硬膜内肿块，位于 L5 ～ S2 水平并附着在终丝上。MRI 矢状位 T1WI 增强（b）显示明显强化

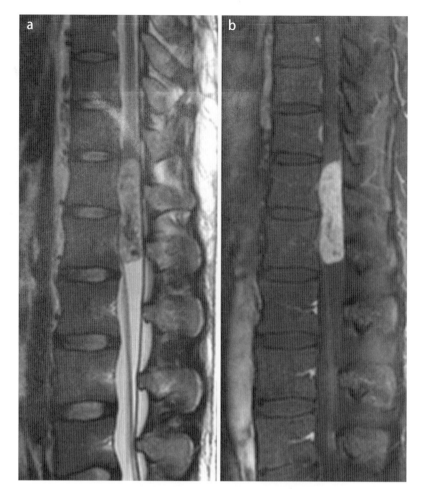

图 4.23 患者男性，25 岁，T12-L1 水平黏液乳头型室管膜瘤。MRI 矢状位 T2WI 图像（a）示在 T12-L1 水平的脊髓圆锥后方可见一界限清晰、纵向生长、体积较大的髓外硬膜内肿块，信号强度不均匀。而在 MRI 矢状位 T1WI 增强图像（b）中，该肿块显著强化

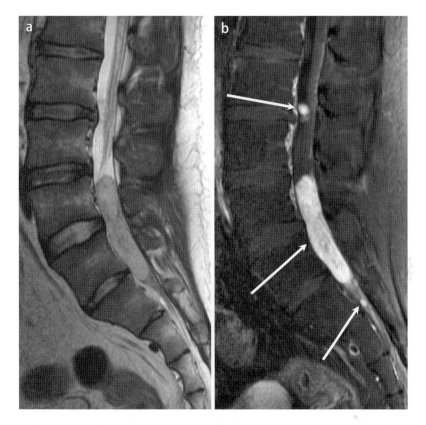

图 4.24　患者男性，65 岁，L5 ～ S2 水平黏液乳头状室管膜瘤。MRI 矢状位 T2WI 图像（a）示在 L5 ～ S2 水平存在界限清晰、纵向生长、体积较大的髓外硬膜内高信号肿块，在 L3/L4 和 S2 水平可见较小的稍高信号的硬膜内结节。MRI 矢状位 T1WI 增强图像（b）显示肿块信号强化明显（白色箭头）

4.4 髓内肿瘤

4.4.1 室管膜瘤

1. 流行病学
   - 35 ～ 45 岁
   - 髓内型：男性＞女性
   - 髓外硬膜内型：女性＞男性

2. 发病部位
   - 颈椎＞胸椎＞脊髓圆锥

3. 特征性影像学表现
   - 一般涉及 3 ～ 4 个节段
   - 边界清楚，并以脊髓为中心离心对称生长
   - 未出血时在 T2 加权像呈高信号
   - 帽征：T2 加权像呈低信号
     - 含铁血黄素
   - 增强扫描时明显强化

4. 一般影像学表现
   - 脊髓空洞
     - CSF 等信号
   - 肿瘤性囊肿和极性囊肿
     - 肿瘤性囊肿周围强化

- 四种亚型：细胞型、乳头型、透明细胞型、伸展细胞型
  - 影像学难以分辨
- 轻度强化或不强化：罕见
- WHO 分级
  - 黏液乳头状室管膜瘤（Ⅰ）
  - 室管膜下瘤
  - 室管膜瘤（Ⅱ）
  - 间变性室管膜瘤（Ⅲ）

5. 鉴别诊断
   - 星形细胞瘤
     - 偏心性，弥漫性
     - 出血少见
     - 肿瘤性囊肿或脊髓空洞少见
   - 血管网状细胞瘤
     - 脊髓背侧有高度强化的结节状囊肿
     - 广泛的周围水肿
     - 血管流空现象
   - 脱髓鞘病变
     - 原因不明
     - 轻度结节状或斑片状强化

4.4.1.1　插图：室管膜瘤

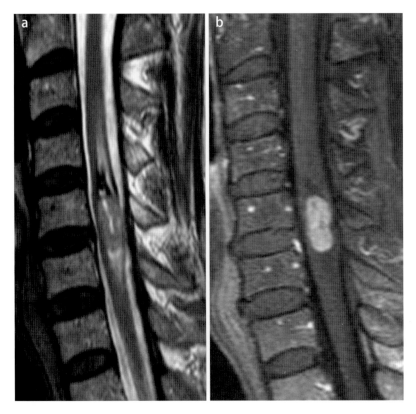

图 4.25　患者男性，65 岁，细胞型室管膜瘤。T2WI 矢状位图像（a）显示 C5/C6 水平存在一卵圆形髓内肿块，伴有小囊肿形成含铁血黄素帽位于肿块上缘。T1WI 矢状位增强图像（b）显示肿瘤不均匀强化，同时伴有头侧和尾侧的非强化囊肿

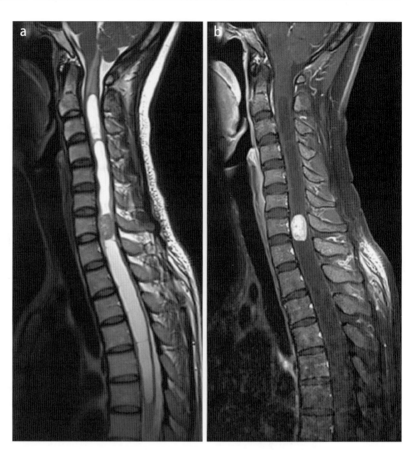

图 4.26 患者女性，55 岁，室管膜瘤。T2WI 图像（a）显示 C7 水平有等信号强度的卵圆形肿块，伴有广泛的肿瘤周围空洞。T1WI 增强图像（b）显示肿块呈高信号且均匀强化

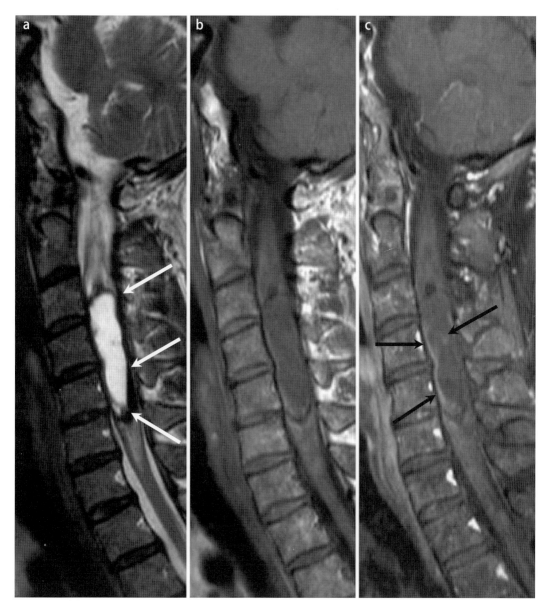

图 4.27 患者女性，55 岁，室管膜瘤。T2WI 矢状位图像（a）和 T1WI 矢状位图像（b）显示脊髓扩张并有明显空洞，在颅侧和尾侧均有含铁血黄素沉积（白色箭头）。T1WI 矢状位增强抑脂图像（c）显示病灶边缘强化和病灶内部强化（黑色箭头）

4.4.2　星形细胞瘤

1. 流行病学
   - 青少年最常见
   - 髓内肿瘤中发病率第二
   - 男性＞女性
   - 2 型神经纤维瘤病相关病变
2. 发病部位
   - 颈椎＞胸椎
3. 特征性影像学表现
   - 脊髓梭形扩张伴有不同程度强化
   - 一般少于 4 个节段
   - 偏心性，伴或不伴囊肿或者脊髓空洞
   - T2WI 和 PD 图像高信号
4. 一般影像学表现
   - 多节段或全脊髓
     - 多见于毛细胞型星形细胞瘤
   - 肿瘤强化不明显
     - 20% ~ 30%
   - 脊柱侧弯，椎管扩张
   - T1WI 高信号区域

   - 高铁血红蛋白
   - WHO 分级
     - 毛细胞型星形细胞瘤（Ⅰ）
     - 纤维型星形细胞瘤（Ⅱ）
     - 多形性黄色星形细胞瘤（Ⅱ）
     - 间变型星形细胞瘤（Ⅲ）
     - 多形性胶质母细胞瘤（Ⅳ）
5. 鉴别诊断
   - 室管膜瘤
     - 患者年龄较大
     - 中心型＞偏心型
     - 肿瘤性囊肿或脊髓空洞及出血常见
     - 强化明显
   - 神经节胶质细胞瘤
     - T1WI 混合信号，包括实性和囊性成分
     - T2WI 均匀高信号
     - 血液流空现象
   - 淋巴瘤
     - 难以辨别的强化信号肿块
     - T2WI 稍低信号

4.4.2.1　插图：星形细胞瘤

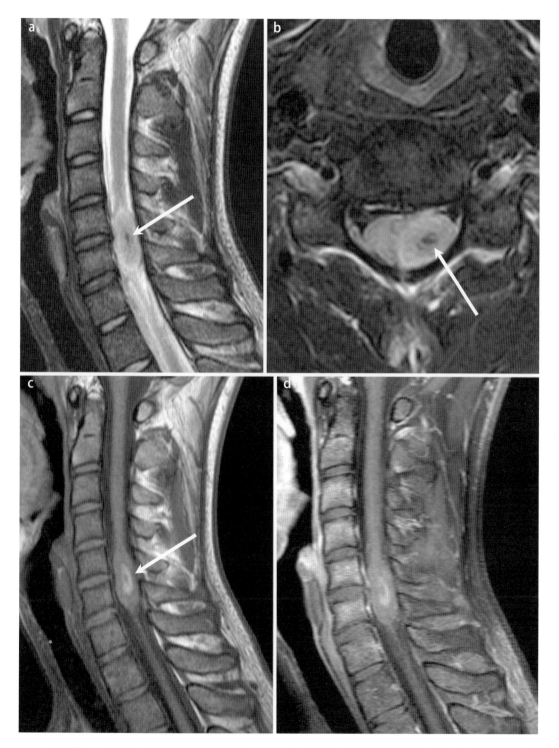

图 4.28　患者男性，18 岁，毛细胞型星形细胞瘤。T2WI 矢状位（a）和横断位图像（b）显示颈椎脊髓髓内肿瘤为偏心位，同时可见瘤内局灶性钙化或肿瘤中部出血(白色箭头)。在增强前和增强后的 T1WI 矢状位图像(c，d）中，此膨胀性肿瘤表现出较低程度强化

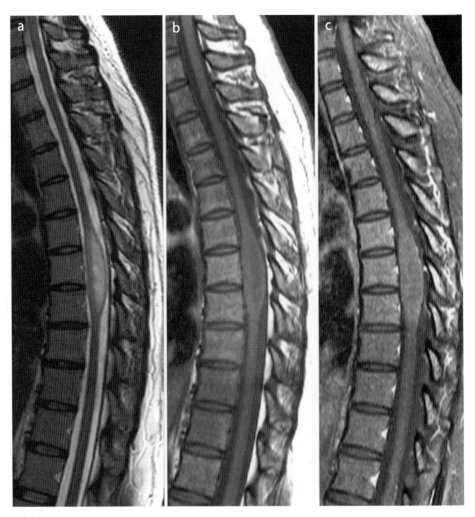

图 4.29 患者女性，43 岁，星形细胞瘤。T2WI 矢状位（a）显示在 T6 ～ T8 水平髓内高信号梭形肿块。病灶在脊髓内呈偏心位。T1WI 矢状位图像（b）和的 T1WI 矢状位增强图像（c）中肿块强化较差

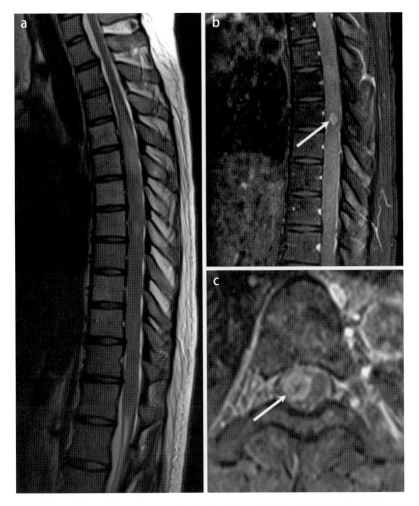

图 4.30 患者女性,23 岁,星形细胞瘤。T2WI 矢状位图像(a)显示脊髓呈长节段梭形扩张,几乎累及整个胸髓。T1WI 矢状位增强图像（b）和横断位图像（c）可见 T7 水平有一个偏心性强化结节（白色箭头）

4.4.3　血管网状细胞瘤

1. 流行病学
   - 30 岁以上多发
   - von Hippel-Lindau（VHL）综合征早期表现
   - 发病率：男性 = 女性
   - 第三常见的髓内肿瘤
2. 发病部位
   - 胸椎＞颈椎＞腰椎
3. 特征性影像学表现
   - 在软膜下和脊髓后方明确的强化结节
   - 广泛肿瘤周围水肿或脊髓空洞
   - 血液流空现象：较大病灶＞2.5 cm
   - 出血常见

4. 一般影像学表现
   - 脊髓前方罕见
   - 多数出现于 VHL 综合征（32%）
   - 动静脉瘘
     - 高铁血红蛋白
5. 鉴别诊断
   - 血管畸形
     - 局限性强化结节缺失
     - 脊髓空洞（−）
   - 海绵状血管瘤
     - 含铁血黄素沉积带
     - 极弱或无强化
   - 软膜转移瘤
     - 其他部位的转移瘤
     - 脊髓表面的不规则强化

4.4.3.1　插图：血管网状细胞瘤

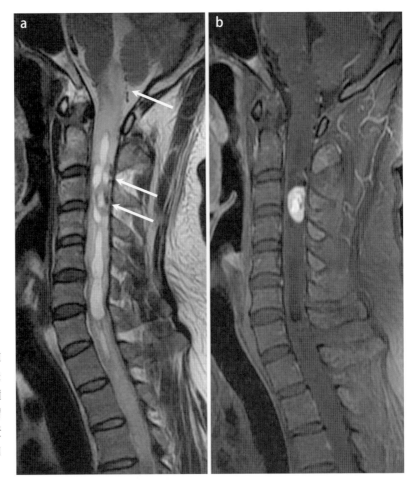

图 4.31　患者男性，33 岁，颈椎血管网状细胞瘤。T2WI 矢状位图像（a）及 T1WI 矢状位增强图像（b）表现为髓内囊肿/脊髓空洞以及广泛瘤周水肿。沿脊髓背侧有明显迂曲血管结构延伸至脊髓内（白色箭头）

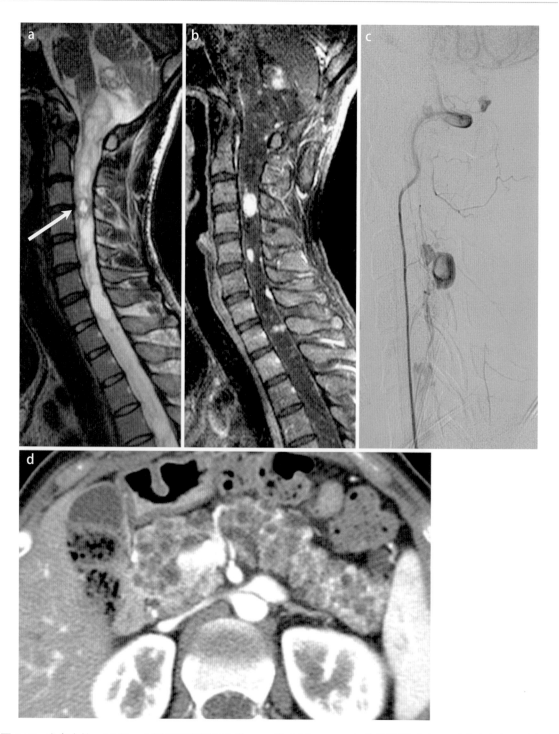

图 4.32   患者女性，25 岁，血管网状细胞瘤合并 VHL 综合征。T2WI 矢状位图像（a）显示胸椎多节段髓内高信号强度的多个小囊肿，低密度环（白色箭头）提示既往有出血，肿瘤包括囊性和实性两部分。T1WI 矢状位增强图像(b)示肿瘤强化明显。术前左侧椎动脉造影(c)显示多个富血管性病灶由脊髓前动脉供养。腹部 CT(d)显示胰腺有多个囊肿

4.5　多间室肿瘤

4.5.1　淋巴瘤

1. 流行病学
   - 30～60 岁
   - 男性＞女性
2. 发病部位
   - 多部位（硬膜外＞硬膜内＞髓内）
     - 硬膜外：胸椎＞腰椎＞颈椎
     - 骨：长骨＞脊柱
     - 髓内：颈椎＞胸椎＞腰椎
     - 淋巴瘤性脑膜炎
3. 特征性影像学表现
   - 硬膜外
     - 侵及或不侵及椎体肿块
     - 均匀强化
     - 通过椎间孔延展
   - 骨
     - T1WI 像信号比正常骨髓更低
     - 弥散性均匀强化
     - CT 可见溶骨性或弥漫性破坏
     - 向硬膜外扩张或软组织肿块形成
   - 髓内
     - 不明显强化肿块
     - T2WI 为高信号伴周围水肿
   - 软脊膜炎
     - 光滑结节状软膜强化
     - 神经根增粗强化，伴或不伴结节
4. 一般影像学表现
   - 骨质
     - "象牙"椎，扁平椎
   - ADC 值
     - 肿瘤细胞密度
   - MR 动态增强成像
     - 治疗后骨髓强化减弱
5. 鉴别诊断
   - 硬膜外
     - 血肿
       - 混杂信号改变
     - 脓肿
       - 边缘强化且中央低信号
     - 转移
       - 硬膜外转移非常罕见
   - 骨
     - 转移
     - Langerhans 细胞组织细胞增生症
       - 年轻患者扁平椎
   - 髓内肿瘤
     - 室管膜瘤：出血，囊肿较常见
     - 星形细胞瘤：多节段，囊肿常见
     - 转移

4.5.1.1   插图：淋巴瘤

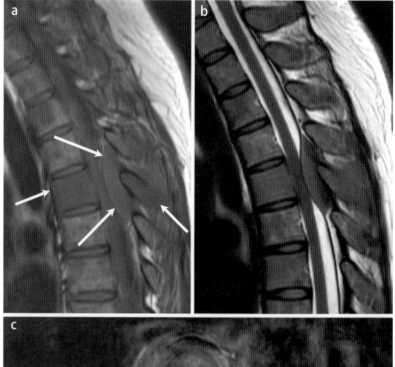

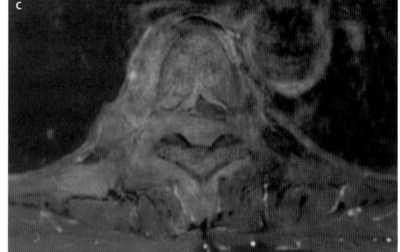

图 4.33   患者女性，49 岁，胸椎淋巴瘤。T1WI 矢状位图像（a）显示 T5 椎体弥漫性低信号，棘突与硬膜外间隙有软组织肿块（白色箭头）。值得注意的是，T2WI 图像上的肿块信号强度较低，提示细胞密度较高（b）。T1WI 横断位增强抑脂图像（c）显示肿瘤累及 T5 椎体、右第五肋骨、硬膜外、双侧椎间孔、椎旁肌，呈均匀强化

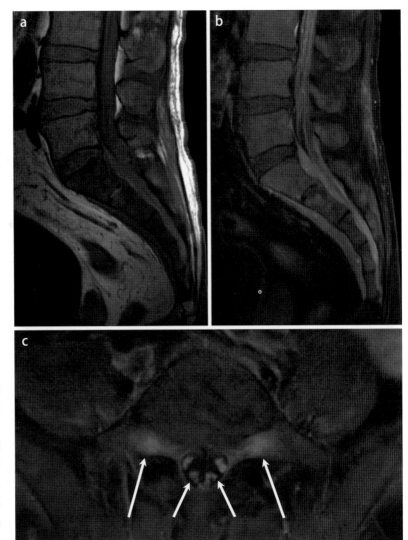

图 4.34 患者女性，69 岁，骶骨淋巴瘤。MRI 矢状位 T1WI（a）显示：骶骨弥漫性低信号，骶管内软组织中等信号；MRI 矢状位和横断位 T1WI 增强抑脂像（b、c）显示：骶管软组织和骶骨骨髓均匀强化。马尾软膜及双侧 L5 神经根可见强化影（白色箭头）

4.5.2 白血病

1. 流行病学
   - 急性淋巴细胞白血病（ALL）：2 ～ 10 岁
   - 急性髓细胞白血病（AML）：> 65 岁
   - 慢性髓细胞白血病（CML）：> 40 岁
   - 慢性淋巴细胞白血病（CLL）：50 ～ 70 岁
   - 男性＞女性

2. 发病部位
   - 多间室
     - 儿童：多发长骨及脊柱
     - 成人：主要位于中轴骨
     - 脊柱粒细胞肉瘤
       - 多发性髓外肿块伴弥散性白血病骨髓浸润

3. 特征性影像学表现
   - 白血病骨髓浸润
     - 磁共振 T1WI 呈弥漫性低信号
     - 骨髓异常强化
       - 弥漫性，点状，软膜
     - T2WI 呈高信号

4. 影像学表现
   - 白血病带（椎体水平带）
   - 弥漫性骨量减少伴压缩性骨折，伴或不伴溶骨性骨质破坏
   - 绿色瘤
     - 点状、块状肿块形成
   - 粒细胞肉瘤
     - T1WI 等信号
     - 瘤周边缘强化影

5. 鉴别诊断
   - 转移瘤
     - 二者影像学表现类似
     - 通常表现为多发性骨转移
       - 儿童转移性神经母细胞瘤或横纹肌肉瘤
       - 成人肿瘤
   - Langerhans 细胞组织细胞增生症
     - 溶骨性病变伴骨膜反应及软组织肿块形成
     - 年轻患者扁平椎
   - 淋巴瘤
     - 老年患者伴巨大软组织肿块
     - 具有更多间室侵犯
   - 尤因肉瘤
     - 显著骨膜反应伴巨大软组织肿块
     - 无干骺端透亮线

4.5.2.1　插图：白血病

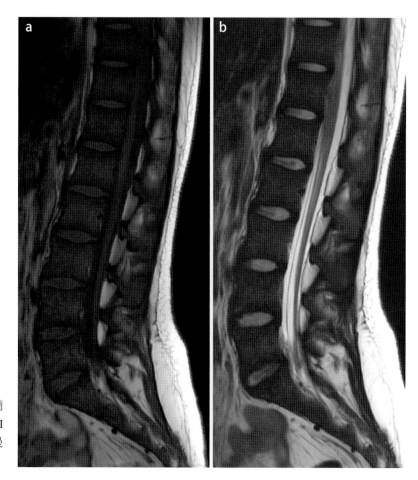

图 4.35　患者 18 岁，急性髓系白血病。MRI 矢状位 T1WI 和 T2WI 示：所见脊柱呈弥漫性低信号

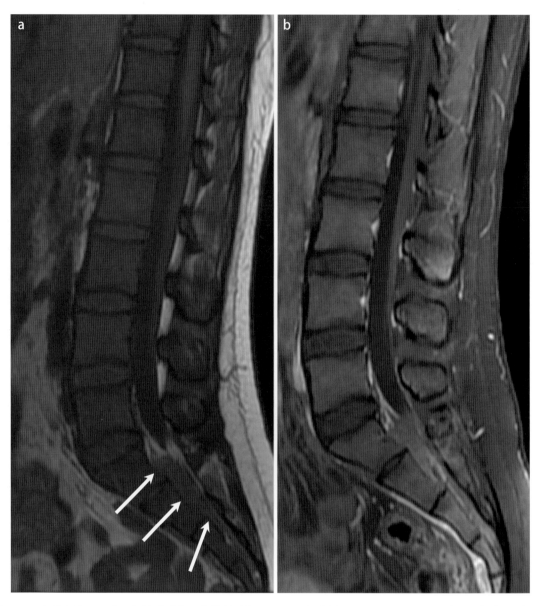

图 4.36   患者女性，20 岁，急性髓系白血病伴骨髓侵犯。MRI 矢状位 T1WI 示所见骨髓呈弥漫性低信号（a），骶管内可见低信号的软组织影（白色箭头）；矢状位 T1WI 增强（b）示骨髓和骶管内软组织呈均匀强化

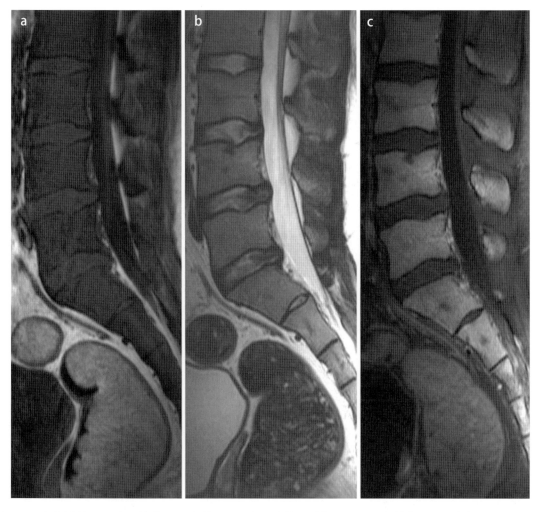

图 4.37　患者男性，17 岁，前体 B 细胞淋巴细胞白血病伴骨髓侵犯。MRI 矢状位 T1WI（a）示所见骨髓呈弥漫均匀低信号，矢状位 T2WI（b）示所见骨髓呈弥漫性均匀高信号，矢状位 T1WI 增强（c）示骨髓呈均匀强化

4.5.3　血管瘤

1．流行病学
- 发病高峰：30～50岁，肿瘤体积随年龄增加而增大
- 无症状性：男性＝女性
- 症状性：男性＜女性

2．发病部位
- 胸椎（60%）＞腰椎（29%）＞颈椎（6%）＞骶骨（5%）
- 椎体≫脊柱附件部分

3．特征性影像学
- 边界清楚圆形或分叶状骨内肿块
- X线、CT、MRI可见增粗的骨小梁结构
- T1WI和T2WI像均呈高信号
- 增强示均匀强化

4．影像学表现征象
- 血管瘤（侵袭性，症状性）T1WI像呈低信号
- 硬化性血管瘤增强显影不佳
- 硬膜外与椎体均可侵犯

5．鉴别诊断
- 良性脊索细胞瘤
  - CT可显示硬化灶
  - T1WI像呈低信号
  - 无强化
- 转移瘤
  - 骨皮质破坏
  - T1WI像呈低信号
- 局灶性脂肪
  - 形态呈不规则
  - 无强化

4.5.3.1 插图：血管瘤

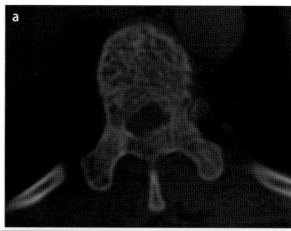

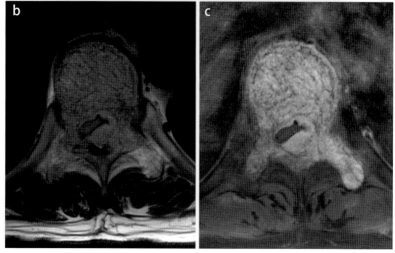

图 4.38 患者女性，57 岁，伴脊髓病步态。CT 横断位（a）示：T10 椎体呈"盐与胡椒征"并延伸至左侧椎板，左侧椎板骨皮质受损。T2WI 横断位（b）示：椎体骨内血管瘤延伸至硬膜外并压迫硬膜囊；T1WI 增强横断位（c）示：病灶呈明显强化

4.6　婴幼儿 / 儿童脊柱、脊髓肿瘤

4.6.1　骶尾部畸胎瘤

1．流行病学
- 50% ～ 70% 的患儿在子宫内或出生后第一天即可诊断
- 80% 出生后 6 个月可诊断
- 少于 10% 的患者两岁后才被诊断
- 男性＜女性

2．发病部位
- 多位于骶尾部

3．特征性影像学
- 多种成分的骶骨肿块
- 由钙化、混杂实性和囊性成分、脂肪碎片、骨、齿、软骨和毛发等构成
  - 钙化灶：（＜ 60%）在 CT 下可见
  - 脂肪组织：T1WI 和 T2WI 呈高信号
  - 软组织：T1WI 和 T2 WI 呈等信号
  - 钙化：T1WI 和 T2WI 均呈显著低信号
- 实性部分不均匀强化

4．影像学表现征象
- 成熟与不成熟畸胎瘤
- 外生型（AAP 分类 Ⅰ 型和 Ⅱ 型）与内生型（AAP 分类Ⅲ型和Ⅳ型）
- GRE
  - 钙化和出血

5．鉴别诊断
- 骶前脊膜膨出
  - 无实性成分的囊性肿块
  - Valsalva 试验肿块变大
- 脊索瘤
  - 儿童罕见（好发于 40 ～ 50 岁）
  - T2WI 表现为高信号
  - 钙化影较模糊
- 皮样瘤
  - 小而均匀
  - T2WI 高信号 /T1WI 呈等 - 高信号
- 外生型横纹肌肉瘤
  - 具有侵袭性，无钙化

4.6.1.1 插图：骶尾部畸胎瘤

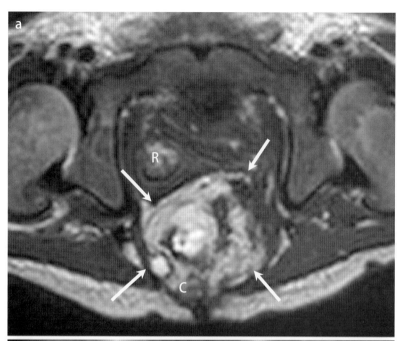

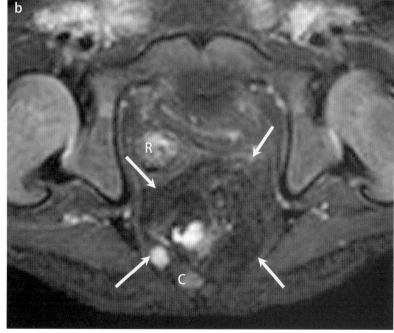

图 4.39 患儿女性，出生 10 天骶前区畸胎瘤。T2WI 横断位（a）及 T2WI 抑脂像（b）示：尾骨水平（C）可见一边界清楚、不均匀的骶前肿块，主要包含脂肪成分及局灶囊性改变（白色箭头处）。直肠（R）被肿块推至前外侧

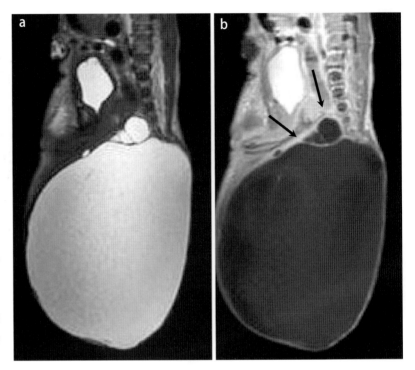

图 **4.40**   患儿女性，骶尾部畸胎瘤。MRI 矢状位 T2WI（a）和 T1WI 增强抑脂像（b）示：可见骨盆外巨大且有分隔的囊性肿块，小部分位于骶前（黑色箭头处）

4.6.2　朗格汉斯细胞组织细胞增生症

1. 流行病学
   - 好发于儿童、青少年或年轻的成年患者
   - 男性＞女性
2. 好发部位
   - 颅骨＞下颌骨＞长骨＞脊椎
   - 脊柱受累：儿童＞患者
     - 胸椎＞腰椎＞颈椎
3. 特征性影像学
   - 椎板受侵犯，而椎间盘或附件部分通常不受累
   - CT下可见病灶呈溶骨性破坏（非硬化）
     - 伴或不伴病理性骨折
   - 可见均匀强化的软组织肿块，可延伸至椎旁或硬膜外
   - 磁共振T1WI呈低信号，T2WI呈高信号
4. 影像学表现征象
   - 脊柱侧凸或脊柱后凸畸形不常见
5. 鉴别诊断
   - 尤因肉瘤
     - 呈浸润性骨破坏
     - 可形成较大的软组织肿块
   - 神经母细胞瘤
     - 表现为腹部或椎旁肿块，可向椎管内延伸
   - 骨巨细胞瘤
     - 患者常大于30岁
     - 呈膨胀性溶骨性破坏，可形成软组织肿块
   - 转移瘤/血液系统恶性肿瘤

4.6.2.1   插图：朗格汉斯细胞组织细胞增生症

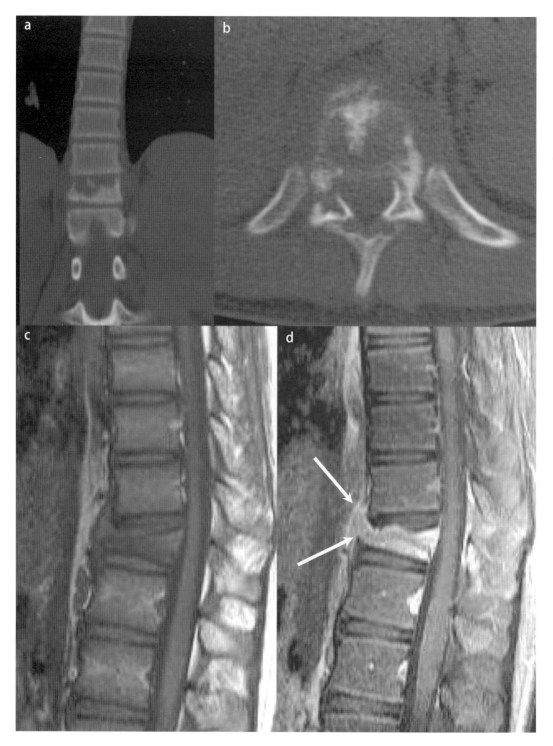

图 4.41   患者男性，13 岁，T11 椎体朗格汉斯组织细胞增生症。CT 冠状位和横断位（a、b）示：T11 椎体及附件溶骨性骨质破坏。MRI 矢状位 T1WI（c）示：T11 椎体塌陷，相对于椎间盘呈等 - 低信号。矢状位 T1WI 增强抑脂像（d）示：受累椎体呈均匀强化，病灶向椎旁延伸（白色箭头），脊髓未见明显压迫

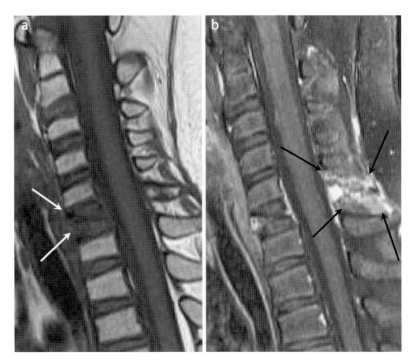

图 **4.42**　患者男性，7 岁，C6 椎体朗格汉斯细胞组织细胞增生症。MRI矢状位T1WI(a)示：C6 椎体严重塌陷（扁平椎）（白色箭头处）；矢状位 T1WI 增强抑脂像（b）示：C6 椎体呈强化影伴附件侵犯（黑色箭头处），脊髓未见明显压迫

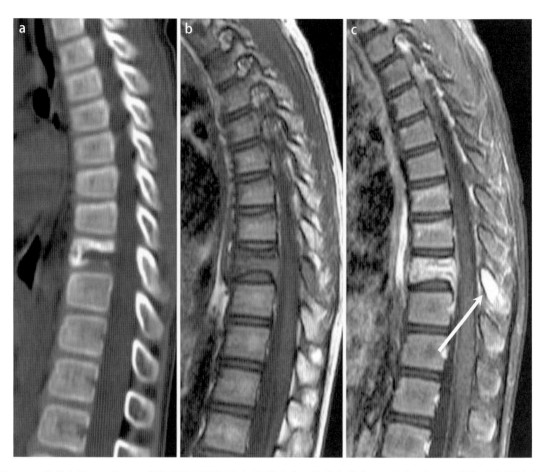

图 4.43　患者女性，8 岁，T9 椎体朗格汉斯组织细胞增生症。胸椎矢状位 CT（a）示：T9 椎体呈溶骨性改变伴边缘硬化和骨皮质破坏；MRI 矢状位 T1WI（b）示：T9 椎体轻度塌陷，与椎间盘相比呈等或稍低信号；矢状位 T1WI 增强抑脂像（c）示：受累椎体呈明显强化并延伸至其附件（白色箭头处），未见明显脊髓压迫征象

4.6.3 尤因肉瘤

1. 流行病学
   - 第一发病高峰年龄段：＜20岁（90%）
   - 第二发病高峰年龄段：50岁
   - 男性＞女性
2. 发病部位
   - 脊柱：占所有尤因肉瘤患者的5%
   - 骶骨：m/c
   - 椎体：好发于椎弓根
   - 沿周围神经分布
3. 特征性影像学
   - 溶骨性病灶或骶骨巨大软组织肿块
   - 病灶中心坏死区常见
   - 可通过骨皮质微孔进行浸润
     - MRI上呈"污渍"状
   - T1WI像呈低信号，T2WI加权像呈等信号
   - 非均质强化

4. 影像学表现征象
   - 硬化性病灶较罕见（5%）
     - 反应性骨形成
     - 软组织成分无骨化
   - 肿瘤与瘤周水肿
     - 通过钆造影剂可见瘤周水肿强化
5. 鉴别诊断
   - 原始神经外胚层肿瘤
     - 临床及影像学表现与尤文肉瘤相似
   - 朗格汉斯组织细胞增生症
     - 弥散地图样溶骨性病灶
     - 影像学表现也与尤文肉瘤相似
   - 转移性神经母细胞瘤
     - 原发于肾上腺或肾上腺外
     - 儿童多见
   - 骨肉瘤
     - CT可见骨基质
     - 骨皮质破坏≫肿瘤浸润
     - 椎体或椎弓根常受累

4.6.3.1　插图：尤因肉瘤

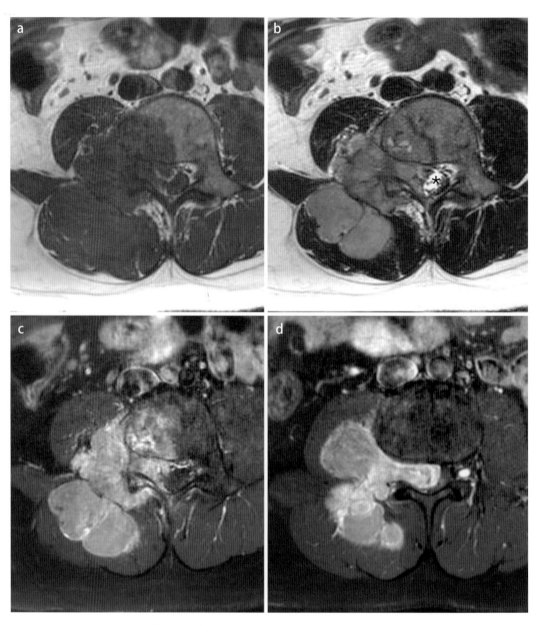

图 4.44　患者男性，8 岁，L4 椎体尤因肉瘤。MRI 横断位 T1WI（a），T2WI（b）和 T1WI 增强抑脂像（c，d）显示：分叶状强化肿块累及腰 4 椎体右侧，并通过同侧椎间孔延伸至椎旁肌。硬膜囊被压迫移位至对侧（b 图星号标出）

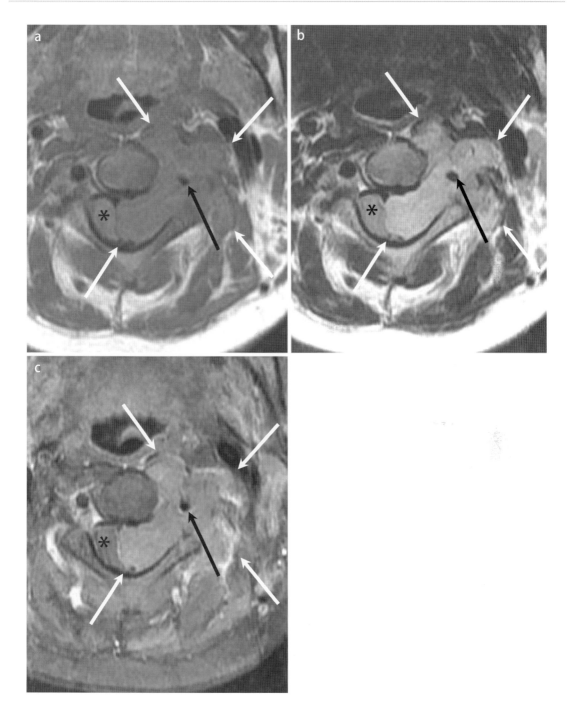

图 4.45 患儿女性，10岁，颈椎椎旁尤因肉瘤。MRI 横断位 T1WI（a），T2WI（b）和 T1WI 抑脂增强（c）
显示，C3 椎体水平左侧椎旁区分叶状强化肿块（白色箭头所指处），在 T1WI（a）像上呈与肌肉类似强度信号，
T2WI（c）显示出比肌肉信号更高，同侧椎间孔增宽，椎动脉被肿块包绕（黑色箭头），脊髓受压移位至对侧（星
号），无骨内浸润

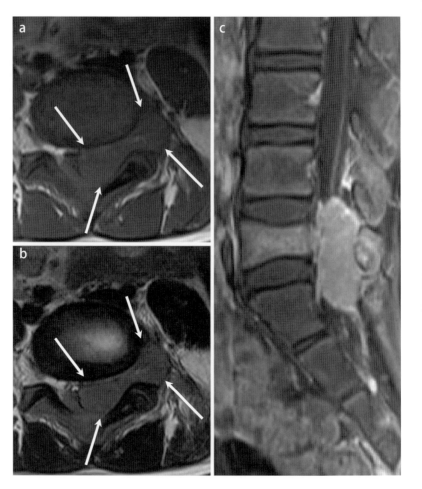

图 4.46　患儿男性，9岁，L5 椎体尤因肉瘤。MRI 横断位 T1WI（a）和 T2WI（b）显示，L5/S1 椎间盘水平有一硬膜外肿块（白色箭头），左侧椎间孔增宽，硬膜囊被压迫移位至对侧。MRI 矢状位 T1WI 增强抑脂像（c）示：肿块呈弥漫强化，L5 椎体轻度压缩

参考文献

Arima H, Hasegawa T, Togawa D, Yamato Y, Kobayashi S, Yasuda T, et al. Feasibility of a novel diagnostic chart of intramedullary spinal cord tumors in magnetic resonance imaging. Spinal Cord. 2014;52(10):769–73. doi:10.1038/sc.2014.127.

Avni FE, Guibaud L, Robert Y, Segers V, Ziereisen F, Delaet MH, et al. MR imaging of fetal sacrococcygeal teratoma: diagnosis and assessment. AJR Am J Roentgenol. 2002;178(1):179–83. doi:10.2214/ajr.178.1.1780179.

Bauerle T, Hillengass J, Fechtner K, Zechmann CM, Grenacher L, Moehler TM, et al. Multiple myeloma and monoclonal gammopathy of undetermined significance: importance of whole-body versus spinal MR imaging. Radiology. 2009;252(2):477–85. doi:10.1148/radiol.2522081756.

Cramer GD, Darby SA. Clinical anatomy of the spine, spinal cord, and ANS. Philadelphia: Elsevier Health Sciences; 2013.

Diehn FE, Rykken JB, Wald JT, Wood CP, Eckel LJ, Hunt CH, et al. Intramedullary spinal cord metastases: prognostic value of MRI and clinical features from a 13-year institutional case series. AJNR Am J Neuroradiol. 2015;36(3):587–93. doi:10.3174/ajnr.A4160.

Do-Dai DD, Rovira MJ, Ho VB, Gomez RR. Childhood onset of myxopapillary ependymomatosis: MR features. AJNR Am J Neuroradiol. 1995;16(4 Suppl):835–9.

Imagama S, Ito Z, Wakao N, Sakai Y, Kato F, Yukawa Y, et al. Differentiation of localization of spinal hemangioblastomas based on imaging and pathological findings. Eur Spine J Off Publ Eur Spine Soc Eur Spinal Deformity Soc Eur Sect Cervical Spine Res Soc. 2011;20(8):1377–84. doi:10.1007/s00586-011-1814-6.

Kang HS, Lee JW, Kwon JW. Radiology illustrated: spine. Heidelberg: Springer Science & Business Media; 2014.

Kim DH, Chang U-K, Kim S-H, Bilsky MH. Tumors of the spine. Philadelphia: Elsevier Health Sciences; 2008.

Lecouvet FE, Whole-Body MR. Imaging: musculoskeletal applications. Radiology. 2016;279(2):345–65. doi:10.1148/radiol.2016142084.

Lecouvet FE, Vande Berg BC, Maldague BE, Michaux L, Laterre E, Michaux JL, et al. Vertebral compression fractures in multiple myeloma. Part I. Distribution and appearance at MR imaging. Radiology. 1997;204(1):195–9. doi:10.1148/radiology.204.1.9205246.

Lecouvet FE, Vande Berg BC, Michaux L, Malghem J, Maldague BE, Jamart J, et al. Stage III multiple myeloma: clinical and prognostic value of spinal bone marrow MR imaging. Radiology. 1998;209(3): 653–60. doi:10.1148/radiology.209.3.9844655.

Lee JW, Cho EY, Hong SH, Chung HW, Kim JH, Chang KH, et al. Spinal epidural hemangiomas: various types of MR imaging features with histopathologic correlation. AJNR Am J Neuroradiol. 2007;28(7):1242–8. doi:10.3174/ajnr.A0563.

Merhemic Z, Stosic-Opincal T, Thurnher MM. Neuroimaging of spinal tumors. Magn Reson Imaging Clin N Am. 2016;24(3):563–79. doi:10.1016/j.mric.2016.04.007.

Rodallec MH, Feydy A, Larousserie F, Anract P, Campagna R, Babinet A, et al. Diagnostic imaging of solitary tumors of the spine: what to do and say. Radiographics Rev Publ Radiol Soc N Am Inc. 2008;28(4):1019–41. doi:10.1148/rg.284075156.

Ross JS, Moore KR. Diagnostic imaging: spine. Philadelphia: Elsevier Health Sciences; 2015.

Scheinemann K, Bartels U, Huang A, Hawkins C, Kulkarni AV, Bouffet E, et al. Survival and functional outcome of childhood spinal cord low-grade gliomas. Clinical article. J Neurosurg Pediatr. 2009;4(3):254–61. doi:10.3171/2009.4.PEDS08411.

Vidal JA, Murphey MD. Primary tumors of the osseous spine. Magn Reson Imaging Clin N Am. 2007;15(2):239–55. vii doi:10.1016/j.mric.2007.05.003.

Yang C, Li G, Fang J, Wu L, Yang T, Deng X, et al. Intramedullary gangliogliomas: clinical features, surgical outcomes, and neuropathic scoliosis. J Neurooncol. 2014;116(1):135–43. doi:10.1007/s11060-013-1267-3.

Young Poussaint T, Yousuf N, Barnes PD, Anthony DC, Zurakowski D, Scott RM, et al. Cervicomedullary astrocytomas of childhood: clinical and imaging follow-up. Pediatr Radiol. 1999;29(9):662–8. doi:10.1007/s002470050671.

除最常见肿瘤之外的其他常见 脊柱、脊髓肿瘤

5

5.1 动脉瘤样骨囊肿

1. 流行病学
   - $10 \sim 20$ 岁
   - 男性＜女性
2. 发病部位
   - 胸椎最常见
   - 位于骨内
   - 椎板＞椎体
3. 特征性影像学表现
   - 出血引起的多室囊性肿块，MRI 上表现为液 - 液平面
   - 气球样膨胀改变，皮质变薄

© Springer Science+Business Media Singapore 2017
H.S. Kang et al., *Oncologic Imaging: Spine and Spinal Cord Tumors*,
DOI 10.1007/978-981-287-700-0_5

4. 一般影像学表现

- 实性部分强化，提示继发动脉瘤样骨囊肿
- 继发性动脉瘤样骨囊肿的可能原因
  - 巨细胞瘤
  - 骨母细胞瘤
  - 软骨母细胞瘤

5. 鉴别诊断

- 巨细胞瘤不伴动脉瘤样骨囊肿改变：
  - 实性肿块
  - 无液 - 液平面
  - 骶骨多发
- 毛细血管扩张型骨肉瘤
  - 骨皮质破坏和椎旁肿块形成
  - 较大实性肿块强化

5.1.1　插图：动脉瘤样骨囊肿

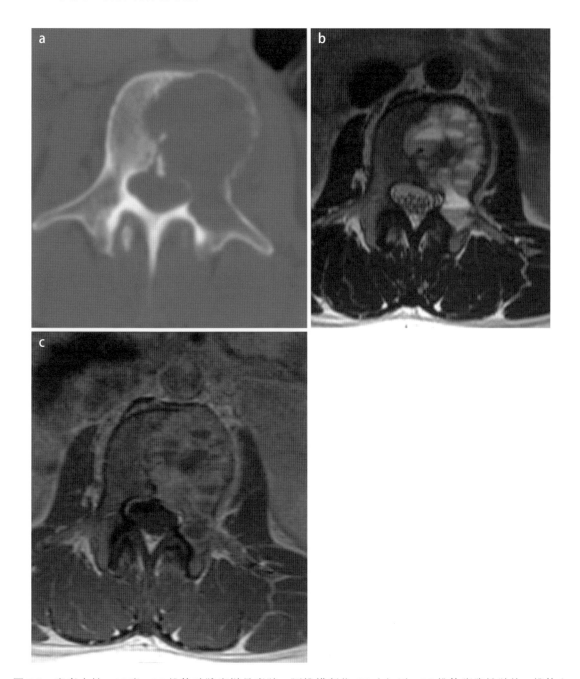

图 5.1　患者女性，29 岁，L3 椎体动脉瘤样骨囊肿。腰椎横断位 CT（a）示：L3 椎体膨胀性肿块，椎体左侧及椎弓根皮质变薄。MRI 横断位 T2WI（b）示：多房囊性肿块，伴内部出血所致液 - 液平面。MRI 横断位 T1WI 增强（c）示：肿块内部分隔可强化

5.2　良性脊索细胞瘤

1. 流行病学
   - 平均年龄 40 岁（10 ～ 60 岁）
   - 男性＜女性
2. 发病部位
   - 骨内
   - 骶尾部＞颅底＞颈椎和腰椎
3. 特征性影像学表现
   - CT：椎体骨质硬化
   - MR：T1 低信号，T2 中等到高信号，无强化

4. 一般影像学表现
   - 可位于骨外
5. 鉴别诊断
   - 脊索瘤
     - CT 显示肿瘤位于骨外
     - CE T1WI 可强化
     - CT 显示骨质破坏
   - 血管瘤
     - T1WI 上表现为高信号
     - 如果 T1WI 表现为低信号，则由于血管成分（血管瘤）所致强化
     - 无骨质硬化和增厚骨小梁

5.2.1 插图：良性脊索细胞瘤

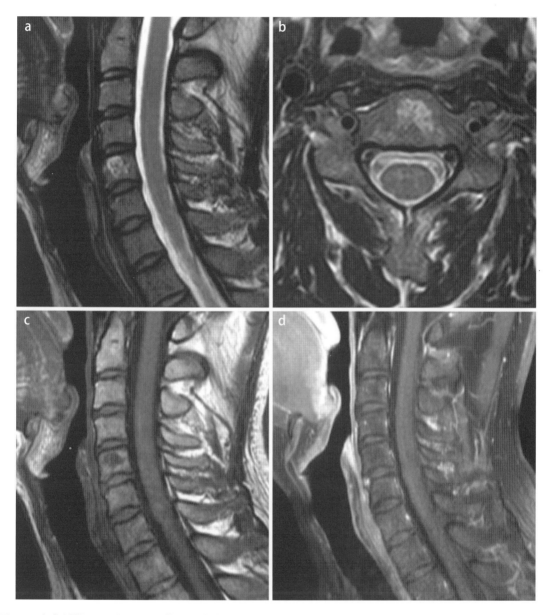

图 5.2 患者男性，34 岁，C5 椎体良性脊索细胞瘤。MRI 矢状位和横断位 T2WI（a，b）示：C5 椎体中心处肿块呈不均匀的高信号。MRI 矢状位 T1WI（c）示：肿块为低信号。MRI 矢状位 T1WI 增强（d）显示肿块无强化

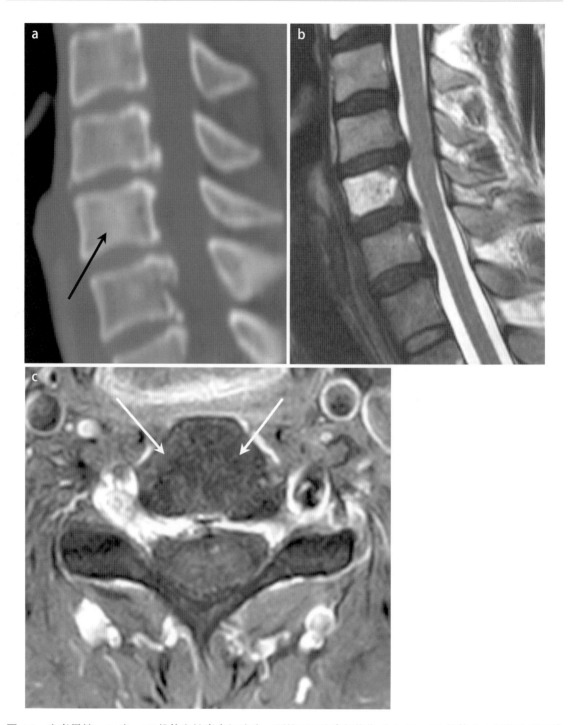

图 5.3　患者男性，41 岁，C5 椎体良性脊索细胞瘤。颈椎 CT 重建矢状位（a）示：C5 椎体中心部位边界不清的骨质硬化影（黑色箭头）。MRI 矢状位 T2WI（b）示：肿块呈均质高信号。MRI 横断位 T1WI 增强（c）示肿块无强化（白色箭头）

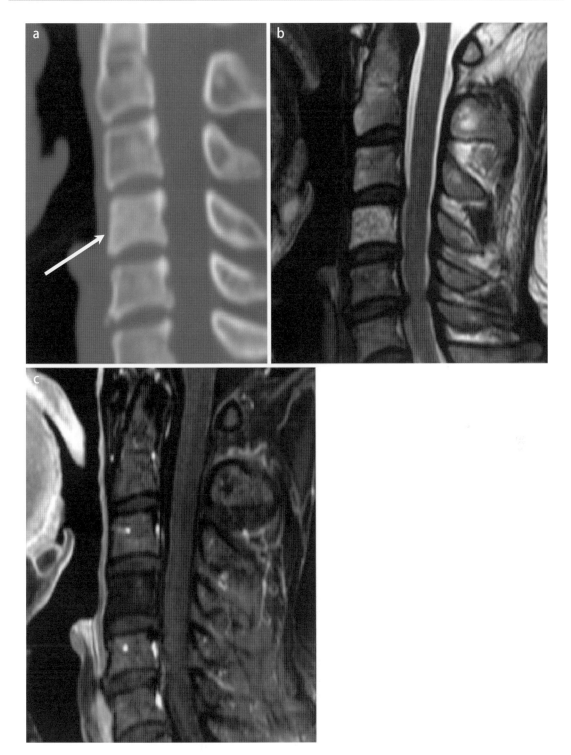

图5.4 患者男性,51岁,C4椎体良性脊索细胞瘤。颈椎CT矢状位(a)示:C4椎体弥漫性骨质硬化(白色箭头)。MRI矢状位T2WI(b)示:C4椎体均匀高信号。MRI矢状位T1WI增强(c)示:C4椎体呈无强化的低信号

5.3　骨岛

1．流行病学
2．发病部位
   - 脊柱任何节段
3．特征性影像学表现
   - X 线片和 CT 显示骨髓腔内小圆形致密骨质肿块
   - 边缘反射的骨针与周围骨小梁混合
     - "辐射状"或"指状"
   - 所有 MR 序列呈低信号
4．一般影像学表现
   - 巨大骨岛
     - 直径大于 1cm
     - MR 信号不均
   - 尺寸逐渐增大
5．鉴别诊断
   - 成骨性转移性肿瘤
     - 瘤内或边缘可强化
     - 多发灶
     - 存在其他节段溶骨性肿块
   - 骨肉瘤
     - 成骨性和溶骨性混合肿块
     - 边缘不规则
     - 存在骨外病变

5.3.1　插图：骨岛

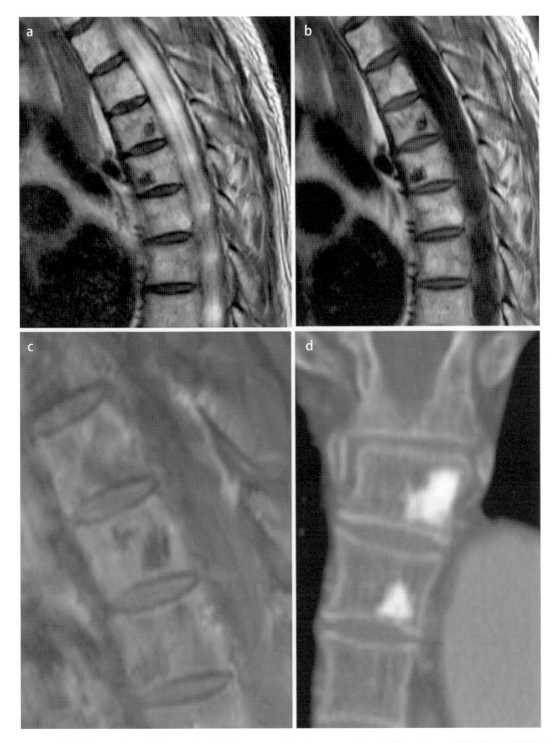

图 5.5　患者男性，75 岁，骨岛。MRI 矢状位 T2WI（a）和 T1WI（b）显示 T4 和 T5 椎体斑点状低信号。MRI 矢状位 T1WI 增强（c）示肿块无强化。胸部 CT 冠状位重建（d）示该部位存在骨质硬化灶

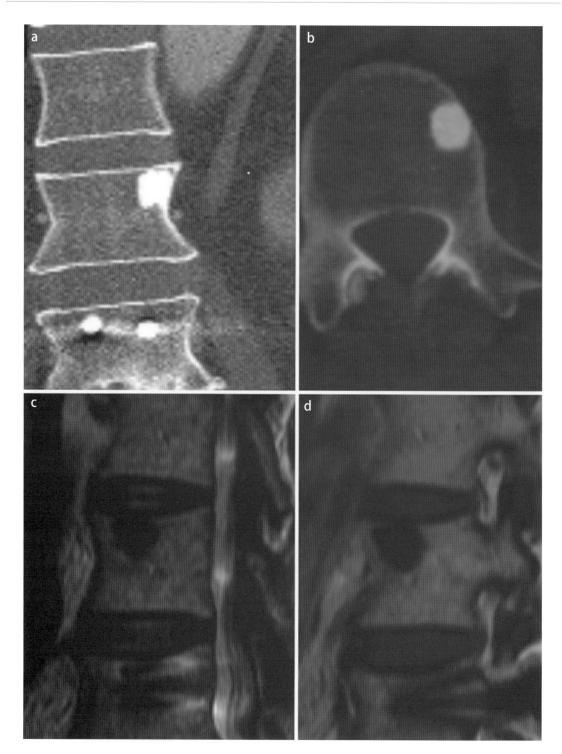

图5.6 患者男性，74岁，骨岛。腰椎冠状位和横断位CT（a，b）示L1椎体左上部位有边界清楚的骨质硬化灶。MRI矢状位T2WI（c）示病灶为低信号。MRI矢状位T1WI增强示肿块无强化

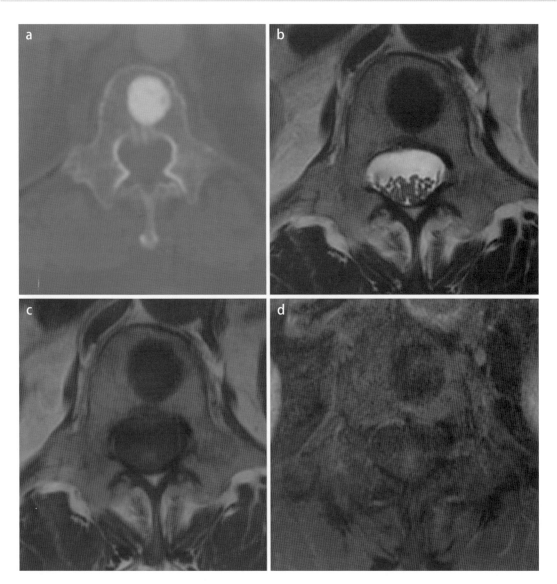

图 5.7 患者女性，66 岁，逐渐增大的骨岛。腰椎横断位 CT（a）示 L1 椎体内一直径 1.9 cm 骨质硬化灶。MRI 横断位 T2WI（b）和 T1WI（c）示病灶为低信号。MRI 横断位 T1WI 增强（d）示肿块无强化。组织活检结果提示骨岛

5.4 海绵状血管畸形（髓内海绵状血管瘤、海绵状瘤）

1. 流行病学
   - 女性＞男性（2 ： 1）
   - 发病年龄 20 ～ 50 岁
2. 发病部位
3. 特征性影像学表现
   - T1WI 和 T2WI 显示网状混杂信号影
   - 由于含铁血黄素的存在，T2WI 示边缘低信号
   - 没有明确强化
4. 一般影像学表现
   - 急性出血

   – 急性出血病灶：T2WI 低信号影，T1WI 高信号影
   – 脊髓水肿：出血灶周围 T2 高信号影
5. 鉴别诊断
   - 脊髓动静脉畸形
     – 脊髓内存在异常血管团块
     – 脊髓周围静脉充盈
   - 脊髓转移性肿瘤
     – 肿块强化伴广泛脊髓水肿
   - 室管膜瘤
     – 强化肿块
     – 脊髓空洞

5.4.1 插图：海绵状血管畸形

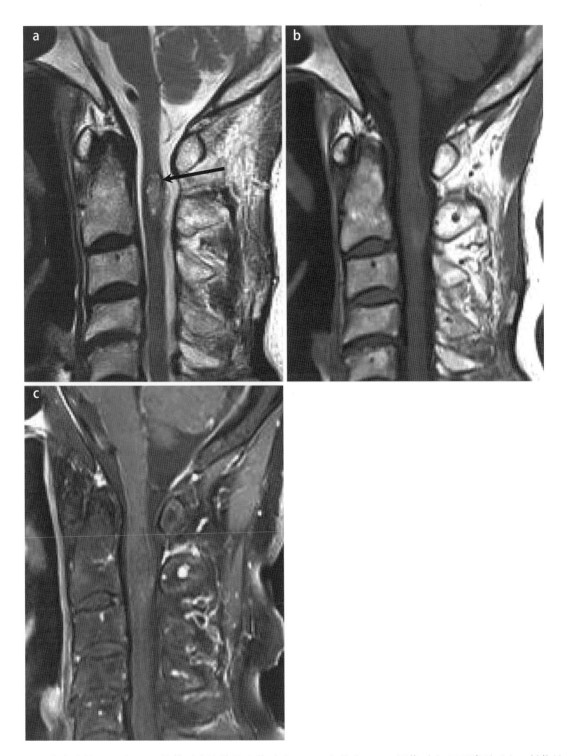

图 5.8 患者女性，71 岁，C2 椎体髓内海绵状血管畸形。MRI 矢状位 T2WI 图像（a）显示脊髓后方一低信号肿块混杂高信号与含铁血黄素边缘（黑色箭头）。MRI 矢状位 T1WI 图像（b）显示周围高信号强度区域。MRI 矢状位 T1WI 增强图像示（c）肿块无明显强化

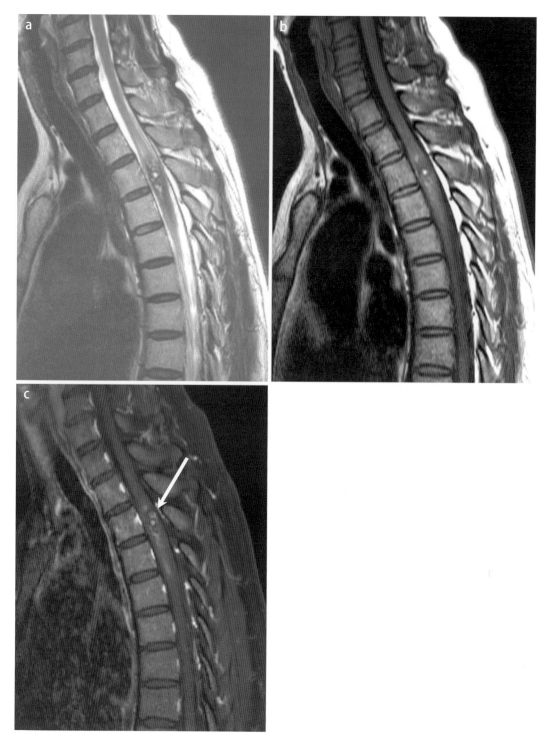

图 5.9　患者女性，47 岁，髓内海绵状血管畸形。T2WI（a）和 T1WI（b）矢状位图像示髓内不均匀信号强度团块，伴 T1 ~ T4 水平广泛出血和反应性水肿。MRI 矢状位 T1WI（c）显示 T2 椎体水平病灶轻度强化

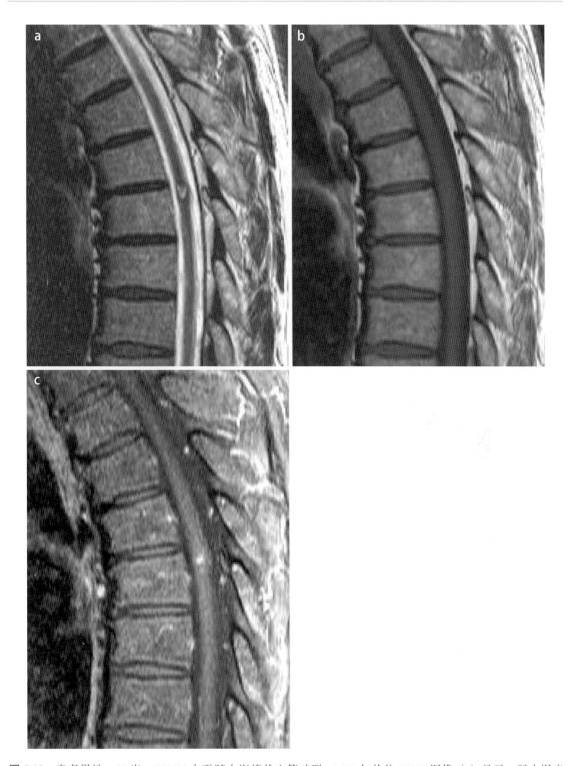

图5.10 患者男性，67岁，T5/ T6 水平髓内海绵状血管畸形。MRI 矢状位 T2WI 图像（a）显示一髓内爆米花样高信号团块，伴低信号含铁血黄素沉积带。MRI 矢状位 T1WI 图像（b）显示病灶与脊髓相似信号强度。MRI 矢状位 T1WI 图像（c）显示局部强化

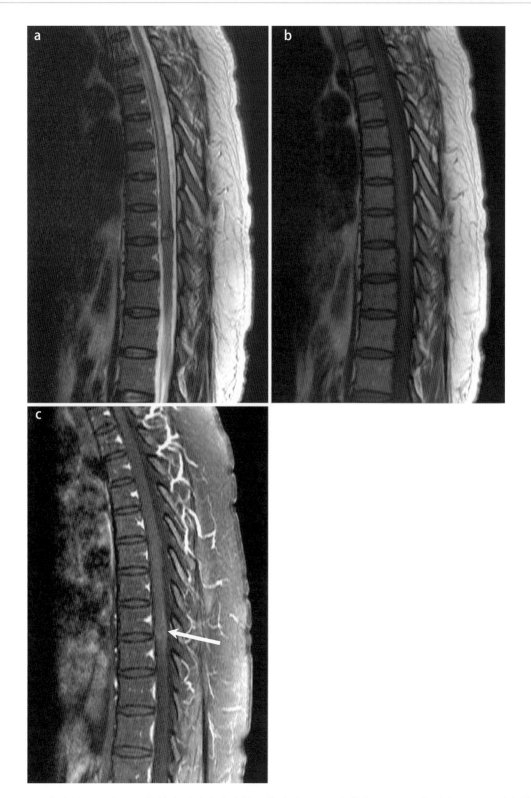

图 5.11 患者女性，51 岁，T9 椎体水平髓内海绵状血管畸形。MRI 矢状位 T2WI 图像（a）显示一髓内爆米花样不均匀信号团块，上胸椎可见广泛的脊髓水肿。MRI 矢状位 T1WI 图像（b）显示肿块外围区域有高信号强度。MRI 矢状位 T1WI 增强图像（c）显示肿块无明显强化（白色箭头）

5.5　软骨肉瘤

1．流行病学
- 30 岁（13 ～ 78 岁）
- 男 = 女

2．发病部位
- 胸椎＞颈椎、腰椎
- 椎体

3．特征性影像学表现
- "环状和弧形"，点状钙化
- 溶骨性肿块伴椎旁侵犯
- T2WI 图像上混合高信号（非矿化软骨基质）和低信号（矿化软骨基质）区域
- 周围和分叶状边缘强化

4．一般影像学表现

5．鉴别诊断
- 骨肉瘤
  - 内部致密骨化
  - 腰骶部多发
- 尤因肉瘤
  - 皮质浸润侵犯
  - 年轻病人
  - 无内部钙化
- 转移瘤
  - 无内部钙化
- 脊索瘤
  - T2WI 高信号
  - 分叶状表现
  - 少量内部钙化
  - 骶骨、上颈椎多发
  - 不均匀强化

5.5.1 插图：软骨肉瘤

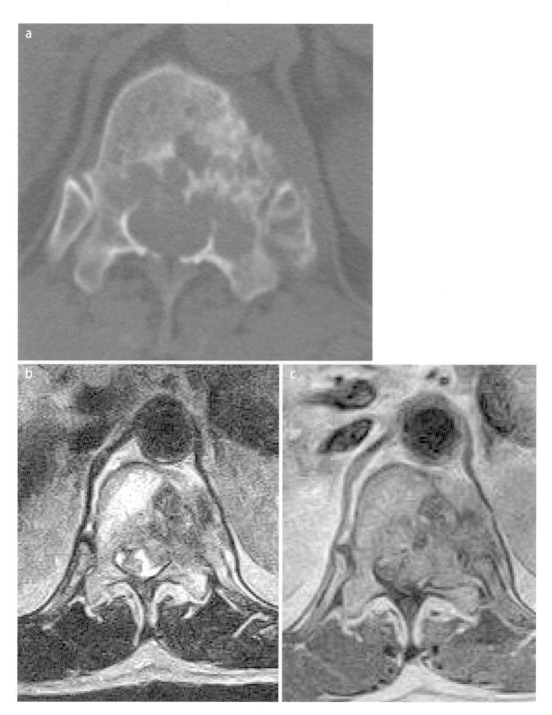

图 5.12 累及胸椎椎体和左侧肋骨的软骨肉瘤。胸椎横断位 CT（a）显示椎体骨质破坏伴细小点状钙化灶，左侧肋骨也受累及。MRI 横断位 T2WI 图像（b）显示肿块呈不均匀信号，累及硬膜外和左侧椎旁间隙。MRI 横断位 T1WI 增强图像（c）显示不均匀强化

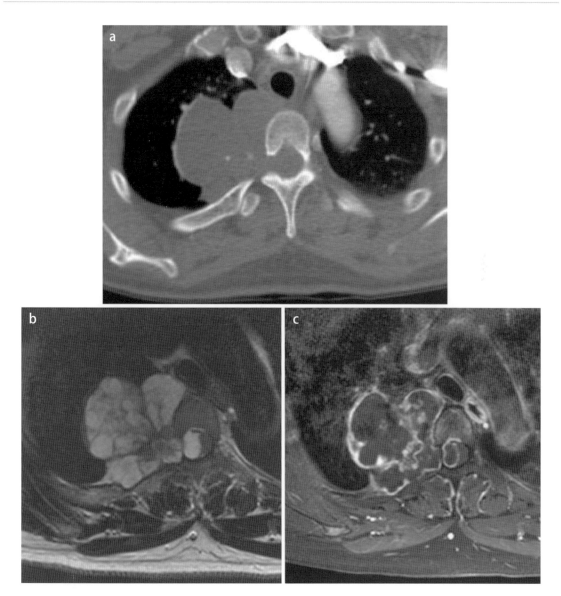

图 5.13 患者女性，45 岁，T3 椎旁软骨肉瘤。胸椎横断位 CT（a）显示右侧椎旁分叶状肿块，右侧 T3/T4 椎间孔受累变宽，肿块内可见少量细小点状钙化灶。MRI 横断位 T2WI 图像（b）显示肿块呈明显高信号伴内部低信号分隔样结构，硬膜外占位将脊髓挤压偏向左侧。MRI 横断位 T1WI 增强图像（c）显示肿块边缘和内部分隔强化

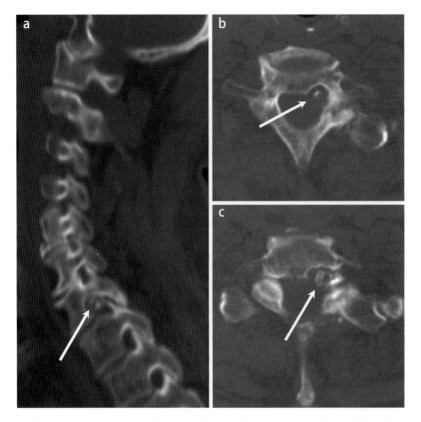

图 5.14   患者男性，75 岁，软骨肉瘤。CT 矢状位和横断位图像（a～c）显示 C7 椎体左前方硬膜外间隙和椎间孔钙化灶（白色箭头），椎体后缘可见骨质侵犯并伴有边缘硬化。颈椎 MRI（d～g）显示硬膜外肿块 T2 呈高信号伴，周围强化，并包绕硬膜囊导致 C5～T1 水平的脊髓受压。横断位 T1WI（h）图像显示左侧硬膜外间隙和椎间孔（黑色箭头）结节病灶，T1 和 T2 均呈高信号，提示钙化或骨化。C7 椎体背侧可见骨质破坏

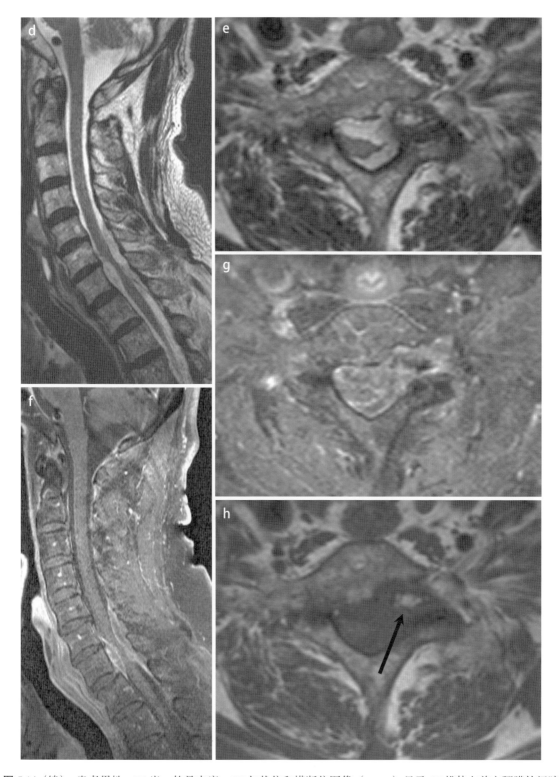

图 5.14（续） 患者男性，75 岁，软骨肉瘤。CT 矢状位和横断位图像（a ~ c）显示 C7 椎体左前方硬膜外间隙和椎间孔钙化灶（白色箭头），椎体后缘可见骨质侵犯并伴有边缘硬化。颈椎 MRI（d ~ g）显示硬膜外肿块 T2 呈高信号伴，周围强化，并包绕硬膜囊导致 C5 ~ T1 水平的脊髓受压。横断位 T1WI（h）图像显示左侧硬膜外间隙和椎间孔（黑色箭头）结节病灶，T1 和 T2 均呈高信号，提示钙化或骨化。C7 椎体背侧可见骨质破坏

5.6   脊索瘤

1. 流行病学
   - > 40 岁
2. 发病部位
   - 骶尾骨（50%）> 枕骨斜坡（35%）> 脊柱活动节段（15%）
   - 椎体
3. 特征性影像学表现
   - T2 高信号多分叶状肿块，位于中线位置，骶尾骨多发
   - 溶骨性肿块伴较大软组织肿块（体积比骨内部分大）
   - 不规则瘤内钙化灶
   - T2 高信号伴低信号分隔
   - 不均匀强化
4. 一般影像学表现
   - 中线旁位置
5. 鉴别诊断
   - 软骨肉瘤
     - 斑点状钙化
     - T2WI 不均匀信号
     - 少分叶表现
   - 转移瘤
     - T2WI 轻度强化
     - 少分叶表现

5.6.1　插图：脊索瘤

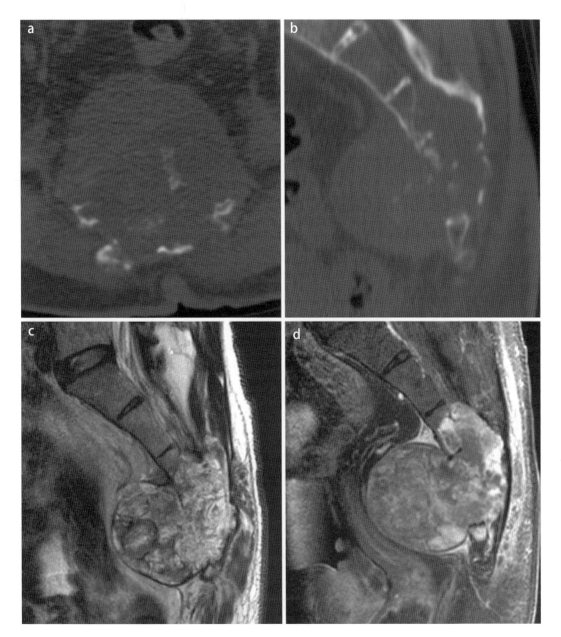

图 5.15　患者男性，63 岁，骶骨脊索瘤。骶骨横断位和矢状位 CT（a，b）显示 S3-S4-S5 溶骨性软组织肿块伴内部不规则钙化。MRI 矢状位 T2WI（c）显示多分叶状高信号肿块伴内部低信号分隔和钙化灶。MRI 矢状位 T1WI 增强图像（d）显示肿块呈不均匀强化伴无强化坏死灶

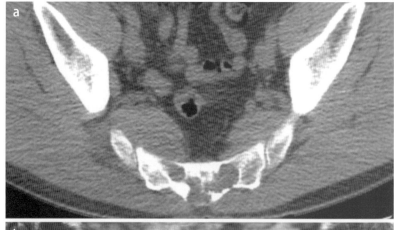

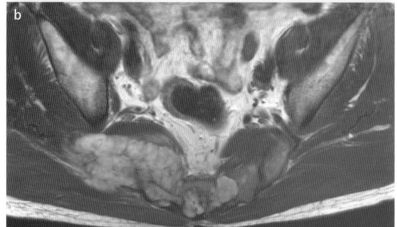

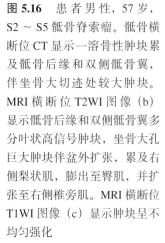

图 5.16 患者男性，57 岁，S2 ~ S5 骶骨脊索瘤。骶骨横断位 CT 显示一溶骨性肿块累及骶骨后缘和双侧骶骨翼，伴坐骨大切迹处较大肿块。MRI 横断位 T2WI 图像（b）显示骶骨后缘和双侧骶骨翼多分叶状高信号肿块，坐骨大孔巨大肿块伴盆外扩张，累及右侧梨状肌，膨出至臀肌，并扩张至右侧椎旁肌。MRI 横断位 T1WI 图像（c）显示肿块呈不均匀强化

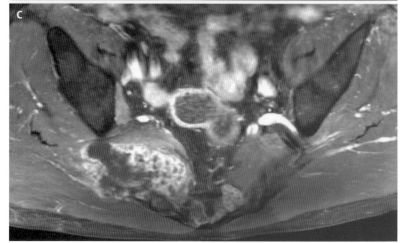

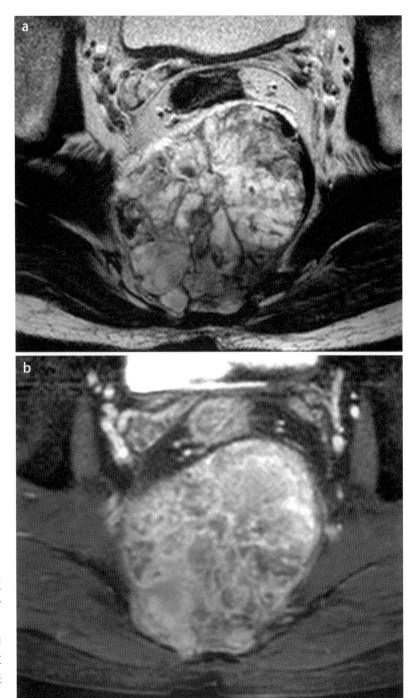

图 5.17　患者男性，45 岁，S4～尾骨脊索瘤。MRI 横断位 T2WI 图像（a）显示 S4～尾骨分叶状肿块伴不均匀高信号，内部多个低信号分隔，肿块向前累及至盆腔。MRI 横断位 T1WI 增强图像（b）显示肿块明显不均匀强化

5.7 巨细胞瘤

1. 流行病学
   - 80% 在 30 ~ 50 岁发病
   - 脊柱发病高峰年龄：20 ~ 30 岁
   - 性别：女性＞男性（2.5 ∶ 1）
   - 第六大常见原发性骨肿瘤
2. 发病部位
   - 3% 巨细胞瘤发生在脊柱
     - 以椎体为中心
   - 4% 巨细胞瘤发生在骶骨
     - 多发：罕见
3. 特征性影像学表现
   - CT 示椎体或骶骨溶骨性、膨胀性病灶（皮质破坏可能）
   - 无边缘硬化，无内部矿质沉积
   - T1WI 低 ~ 中等信号，T2WI 中等 ~ 高信号
   - 不均匀强化

4. 一般影像学表现
   - 液 - 液平面：继发动脉瘤样骨囊肿样改变
   - 所有 MR 序列上纤薄曲线低信号病灶：残余骨小梁或纤维间隔
5. 鉴别诊断
   - 转移瘤
     - 老年，多发
     - 累及椎弓根
   - 动脉瘤样骨囊肿
     - 显著扩张
     - 源自椎间孔椎弓根
   - 浆细胞瘤
     - 皮质破坏罕见
   - 脊索瘤
     - 中线位置
     - 巨大软组织肿块成分
   - 甲状旁腺功能亢进性棕色瘤
     - 与骨巨细胞瘤相同

5.7.1　插图：巨细胞瘤

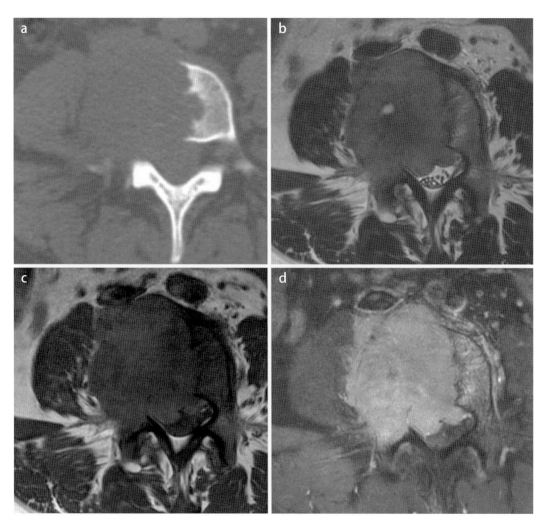

图 5.18　患者女性，27 岁，L4 椎体巨细胞瘤。腰椎横断位 CT（a）显示 L4 椎体溶骨性、膨胀性肿块，无边缘硬化。MRI 横断位 T2WI 图像（b）显示椎旁和硬膜外中等信号强度膨胀性肿块。MRI 横断位 T1WI 图像（c）显示肿瘤低信号强度。MRI 横断位 T1WI 增强图像（d）显示肿块呈弥漫性高度强化

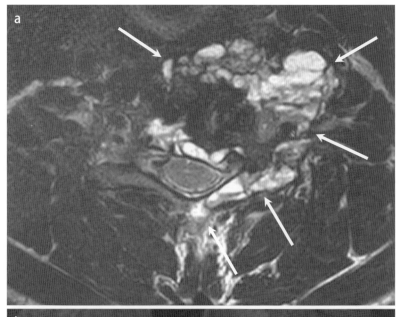

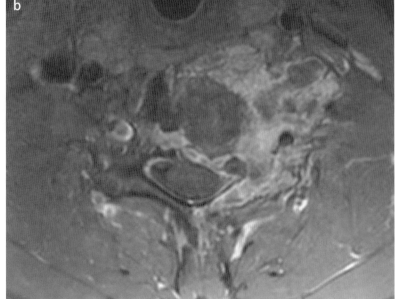

图 5.19　患者男性，21 岁，C6 椎体巨细胞瘤合并动脉瘤样骨囊肿。MRI 横断位 T2WI（a）示：C6 椎体、左侧椎板、横突和棘突具有多个液 - 液平面的膨胀性肿块，并向左前侧椎旁延伸（白色箭头）。MRI 横断位 T1WI 增强（b）示：肿瘤实性部分信号强化

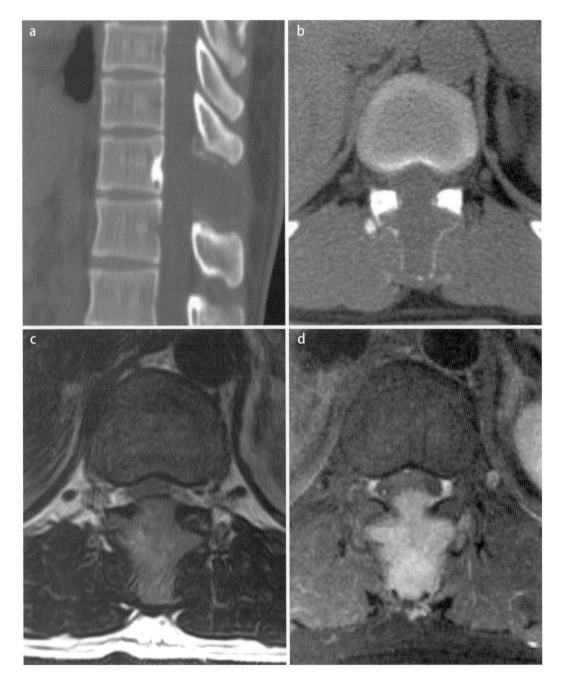

图 5.20 患者男性，35 岁，T12 巨细胞瘤。胸腰段矢状位和横断位 CT（a，b）显示 T12 棘突溶骨性肿块呈膨胀性生长，无边缘硬化。T2WI 图像示：肿块呈中等至高信号强度（c），具有均匀强化（d）。此膨胀性肿块延伸至硬膜外间隙致脊髓轻度压迫

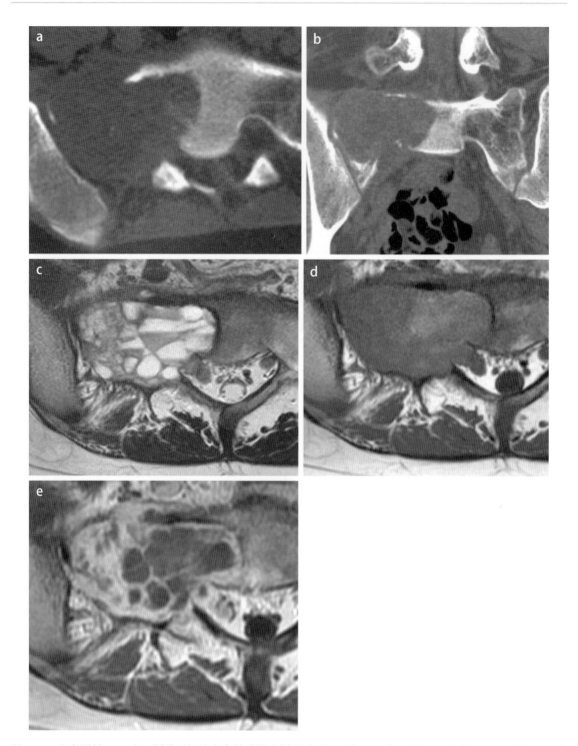

图 5.21 患者男性，15 岁，骶骨巨细胞瘤合并动脉瘤样骨囊肿。腰椎 CT（a，b）示：右侧骶骨—膨胀生长溶骨性软组织肿块。MRI T2WI（c）和 T1WI（d）显示：肿块内部液 - 液平面伴出血。T1WI 增强图像（e）示：肿块内部分隔强化伴实性部分

5.8 脂肪瘤

1. 流行病学
   - 发病高峰：出现在 3 个年龄段
     - 小于 5 岁：24%
     - 20 ~ 30 岁：55%
     - 50 岁：16%
   - 硬膜内：男性 ≤ 女性
   - 终丝：男性 < 女性
2. 发病部位
   - 硬膜内脂肪瘤：4%
     - 胸椎（30%）> 颈胸段（24%）> 颈椎（12%）> 腰骶椎
   - 脂肪脊髓脊膜膨出 + 终丝脂肪瘤：84%
   - 终丝脂肪瘤：12%
3. 特征性影像学表现
   - 硬膜内脂肪瘤
     - 脂肪信号强度（T1WI 和 T2WI 高信号）+ 抑脂
     - 无明显强化
   - 终丝脂肪瘤
     - 脂肪信号肿块附着在远端脊髓 / 终丝上
     - 无明显强化
4. 一般影像学表现
   - 硬膜内脂肪瘤
     - 椎管可能扩大，局部闭合不全
     - 脊髓受压 → T2WI 脊髓呈高信号
   - 终丝脂肪瘤
     - 肿块通过闭合不全的腰骶椎管向外延伸 → 皮下脂肪
     - 脊髓栓系有或无脊髓空洞
5. 鉴别诊断
   - 脂肪脊髓膨出 / 脂肪脊髓脊膜膨出
     - 闭合神经基板脂肪瘤复合体
     - 有或无皮肤表面可触及的肿块
   - 终丝纤维脂肪瘤
     - 常见 / 无症状
     - 如果有脊髓栓系，一般有症状
     - 脂肪信号肿块，伴或不伴脊髓栓系及低位脊髓

5.8.1 插图：脂肪瘤

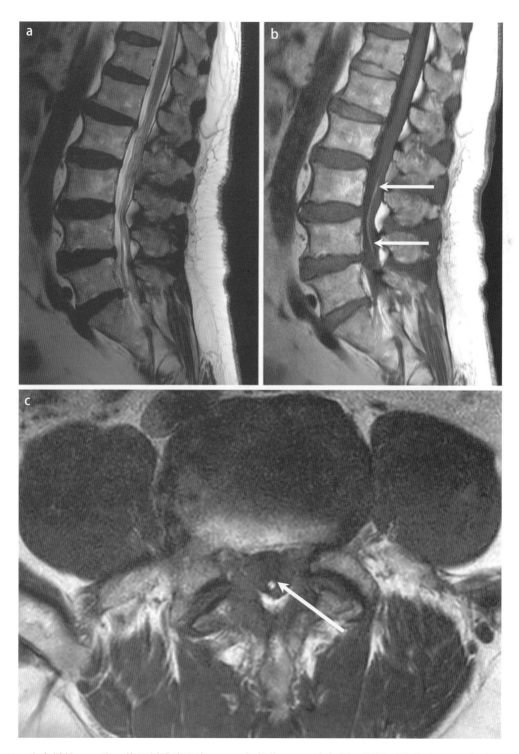

图 5.22 患者男性，77 岁，终丝纤维脂肪瘤。MRI 矢状位 T2WI（a）示：圆锥正常终止于 L1 水平，且终丝正常出现。腰椎 MRI 矢状位 T1WI 像（b）示终丝内线性脂肪信号强度病变（白色箭头）。MRI 横断位 T1WI 像（c）示位于硬膜囊内的终丝背侧脂肪浸润（白色箭头）

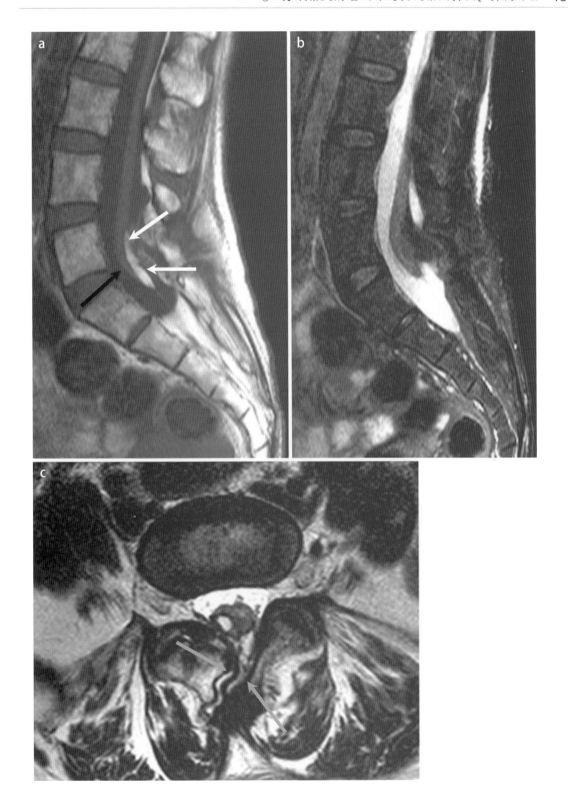

图 5.23　患者男性，58 岁，硬膜内脂肪瘤伴脊髓栓系。MRI 矢状位 T1WI 像（a）示：硬膜内脊髓旁脂肪团（白色箭头），附着于低位圆锥背侧（黑色箭头）。MRI T2WI 抑脂像（b）显示肿块内信号缺失。MRI 横断位 T2WI 像（c）示 L5 ~ S1 椎管闭合不全（灰色箭头）

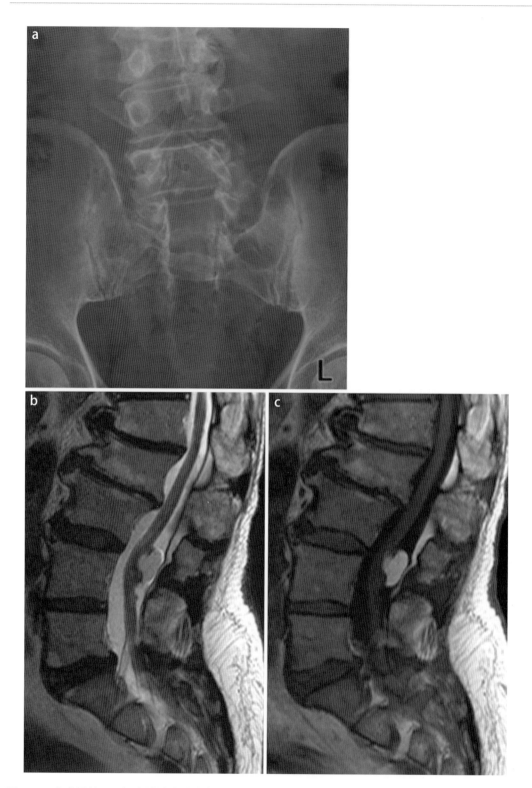

图 5.24 患者男性,60 岁,硬膜内脂肪瘤伴椎管闭合不全和脊髓栓系。腰部 X 线片（a）示腰骶椎管闭合不全。腰椎 MRI 矢状位 T2WI（b）和 T1WI（c）示硬膜内分叶状脂肪团块，累及脊髓背面。圆锥尖端位于 L5/S1 水平

5.9　骨母细胞瘤

1. 流行病学
   - 发病高峰：20 ～ 30 岁（90%）
     - 但也可发生在 70 岁以上
   - 性别：男性＞女性 [（2 ～ 2.5）∶1]
2. 发病部位
   - 脊柱（40%）
     - 颈椎（40%）＞腰椎（25%）＞胸椎（20%）＞骶骨（15% ～ 20%）
   - 附件结构（椎弓起源）
     - 椎弓根、椎板、横突或棘突、关节突或峡部
   - 大小：＞ 1.5 cm
3. 特征性影像学表现
   - 附件结构的膨胀性肿瘤
   - CT 显示神经弓界限清楚的膨胀性肿块
     - 边缘硬化 / 狭窄移行带
     - 不同程度的钙化（可能少量）
     - 广泛炎症反应
     - 邻近肋骨骨膜反应，胸膜增厚伴或不伴积液
     - 黄韧带骨化
   - T2WI 低至高信号

- T1WI 低至中信号，钆可变强化
- 瘤周明显水肿伴强化（闪烁现象）
  - 疑似恶性肿瘤
4. 一般影像学表现
   - 常伴动脉瘤样骨囊肿（10% ～ 15%）
     - 液 - 液平面
   - 侵犯椎体：经常
   - 侵袭性骨母细胞瘤
     - 皮质断裂，移行带增宽
     - 疑似骨肉瘤
5. 鉴别诊断
   - 骨样骨瘤
     - 大小：＜ 1.5 cm
     - 圆形病灶伴周围硬化边缘
     - 脊柱侧弯
   - 动脉瘤样骨囊肿
     - 基质缺乏
     - 多个充满血液的腔体，具有液 - 液平面
   - 骨肉瘤
     - 骨基质（+）
     - 脊柱罕见
     - 皮质破损而不膨胀
   - 感染
     - CT ≫ MR

5.9.1 插图：骨母细胞瘤

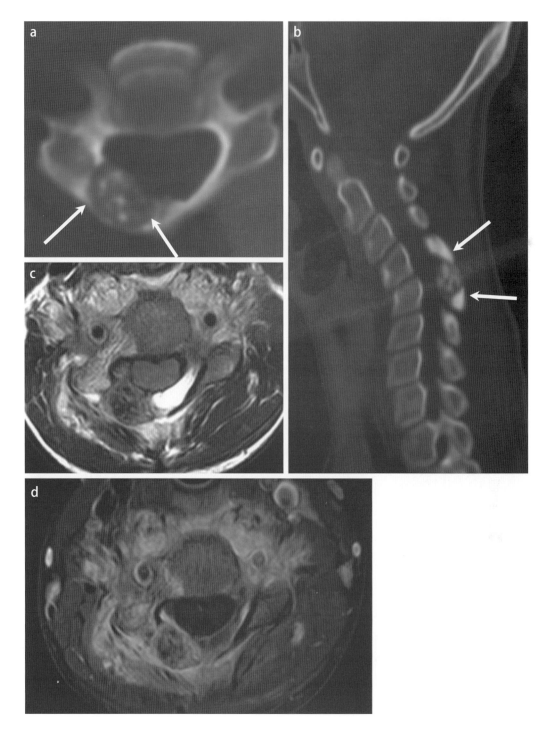

图 5.25 患者女性，13 岁，颈椎骨母细胞瘤。CT 横断位（a）和矢状位（b）显示一 C5 右侧椎板膨胀生长的溶骨性肿块，内含斑点状钙化伴周围硬化（白色箭头）。MRI 横断位 T2WI（c），T1WI 增强（d）显示膨胀性肿块具有不均匀，低至中等信号强度伴椎板明显强化。注意周围软组织广泛水肿和强化

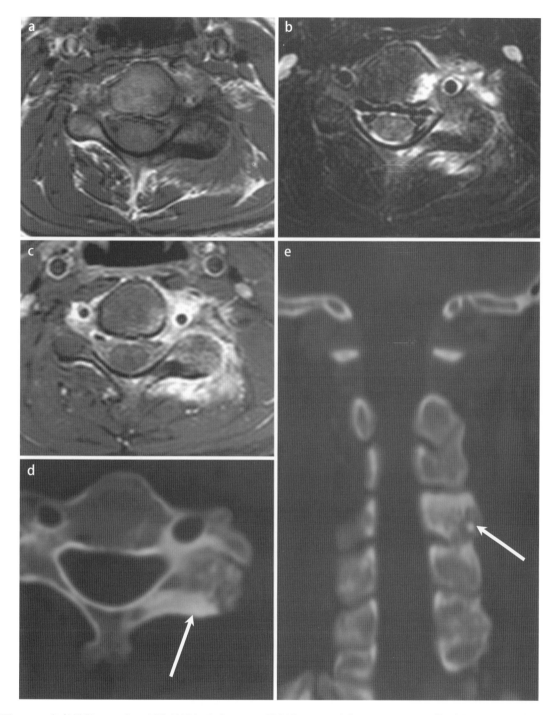

图 5.26 患者男性，16 岁，颈椎骨母细胞瘤。MRI 横断位 T1WI（a）和 T2WI STIR 像（b）显示一低信号强度的致密骨化肿块，延伸至左侧椎板。在相邻的后部附件结构和软组织中存在广泛反应性水肿。MRI 横断位 T1WI 增强抑脂像（c）示肿瘤的非骨化部分以及邻近软组织水肿强化。CT 横断位（d）和冠状位（e）示膨胀性肿块包含不规则的骨小梁和明显的瘤周硬化（白色箭头）

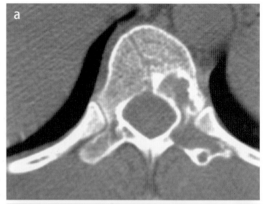

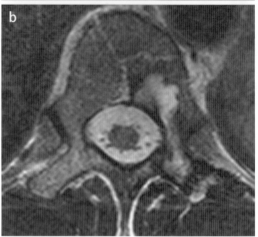

图 5.27　患者男性，46 岁，骨母细胞瘤伴动脉瘤样骨囊肿。CT 横断位（a）示 T11 膨胀生长的溶骨性肿块，伴椎体左后方、椎弓根和椎板的不规则骨化。MRI 横断位 T2WI 图像（b）显示继发性动脉瘤样骨囊肿，肿块内有液体信号

5.10　骨软骨瘤

1. 流行病学
   - 发病高峰：20 ～ 40 岁
     - 遗传性多发性骨软骨瘤：大多数患者
       5 年后确诊
   - 性别：男性＞女性（3 ∶ 1）
2. 发病部位
   - 脊柱：＜ 5%
     - 颈椎（50%，C2 好发）＞胸椎（T8
       ＞ T4 ＞其他）＞腰椎≫骶骨（2%）
   - 棘突 / 横突＞椎体
3. 特征性影像学表现
   - CT 上无柄或带蒂骨性隆起，皮质髓质
     与正常骨相延续
   - T1WI 和 T2WI 图像上，与高信号骨髓
     相邻，伴周围低信号皮质

- T2WI 图像上的高信号透明软骨帽
4. 一般影像学表现
   - 软骨帽软骨样钙化
   - 软骨帽周围分隔强化
   - 成人软骨帽＞ 1.5 cm
     - 提示恶变可能
5. 鉴别诊断
   - 软骨肉瘤
     - 伴有边缘硬化的溶骨性破坏
     - 软组织肿块
     - 软骨基质（"环形和弧形"钙化）
   - 边缘骨刺
     - 弥漫性特发性骨肥厚症（DISH），强
       直性脊柱炎，银屑病性关节病
   - 肿瘤样钙质沉着症
     - 关节周围钙化肿块
     - 脊柱受累：不常见

5.10.1　插图：骨软骨瘤

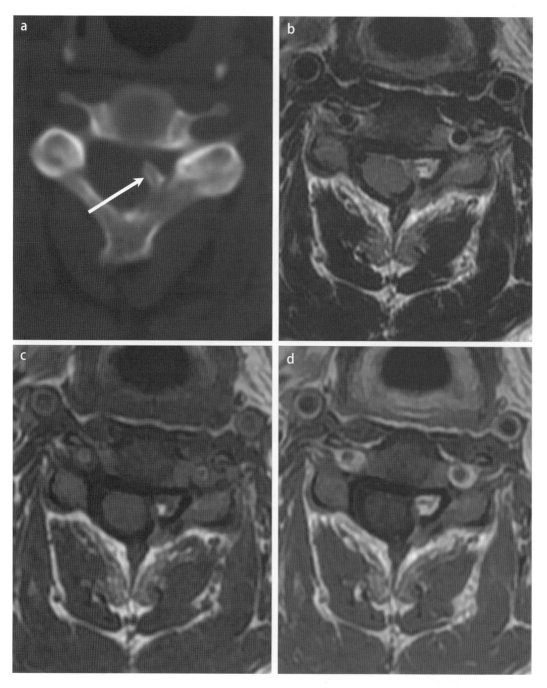

图 5.28　患者男性，37 岁，C4 骨软骨瘤。颈椎横断位 CT（a）示一 C4 左侧椎板突出肿块（白色箭头）。MRI 横断位 T2WI（b）和 T1WI（c）显示一信号强度类似于骨髓的突出肿块，并将脊髓推向右侧。MRI 横断位 T1WI 增强（d）示无明显强化

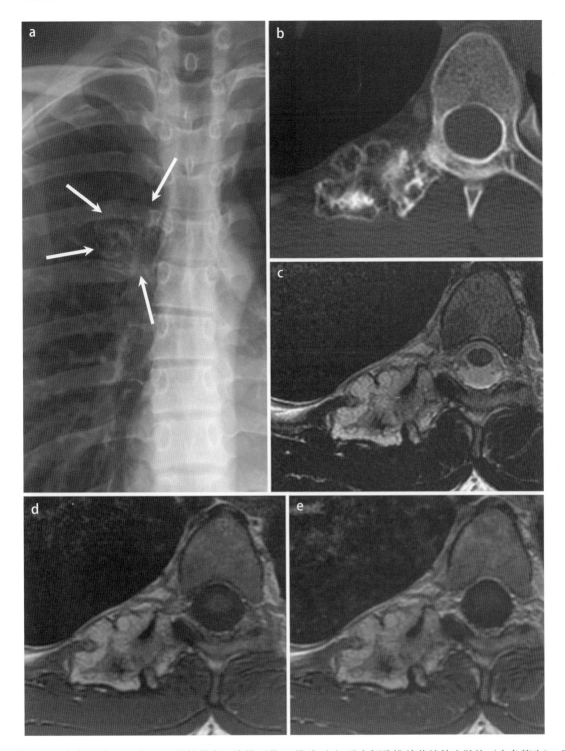

图 5.29　患者男性，20 岁，T5 骨软骨瘤。胸椎正位 X 线片（a）示右侧肋椎关节处外生肿块（白色箭头）。胸椎 CT 横断位（b）显示 T5 右侧横突分叶状外生肿块。MRI 横断位 T2WI（c）和 T1WI（d）图像显示突出肿块与骨髓信号强度相似。MRI 横断位 T1WI 增强（e）示无明显强化

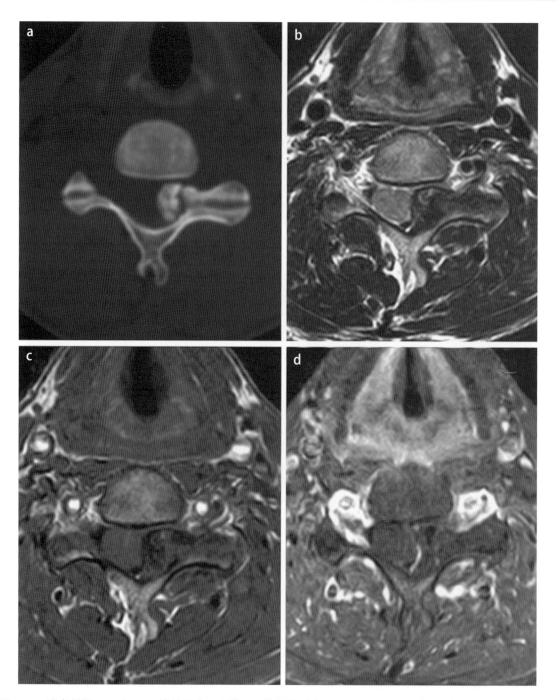

图 5.30   患者男性，39 岁，C4 骨软骨瘤。颈椎 CT 横断位（a）显示 C4 ~ C5 小关节内侧面外生肿块。MRI 横断位 T2WI（b）和 T1WI（c）显示突的肿块信号强度与骨髓相似，并将脊髓推向右侧。MRI 横断位 T1WI 增强（d）示无明显强化

5.11　骨样骨瘤

1. 流行病学
   - 发病高峰：20 岁
     - 偶发于 70 岁
   - 性别：男性＞女性（2 ～ 3 ∶ 1）
2. 发病部位
   - 脊柱：10%
     - 腰椎（59%）＞颈椎（27%）＞胸椎（12%）＞骶椎（2%）
   - 多数出现在附件（起源于椎弓）
     - 椎弓根、椎板、横突或棘突、关节突或峡部
   - 大小：瘤巢直径＜ 1.5 cm
3. 特征性影像学表现
   - 局灶性脊柱侧弯凹向骨样骨瘤侧
   - CT 表现中心性瘤巢（透明＞硬化）伴周边硬化改变
     - 各种形式骨膜反应，通常为皮质增厚
     - 广泛炎症反应（软组织肿块）
     - 黄韧带骨化
   - T1WI 中央瘤巢呈低信号
   - T2WI 瘤巢高信号伴周围显著水肿
   - 骨扫描呈阳性（三期骨扫描 Tc-99m MDP）
4. 一般影像学表现
   - 胸椎骨样骨瘤
     - 常见胸膜增厚、积液、强化
   - 累及相邻椎体、肋骨及椎旁软组织：常见
   - 小瘤巢
     - 误诊为恶性肿瘤或者感染性疾病
5. 鉴别诊断
   - 骨母细胞瘤
     - 大小：直径＞ 1.5 cm
     - 膨胀性改变
   - 硬化性（成骨性）转移灶
     - 老年患者
   - 骨髓炎
     - 死骨或局灶脓肿
     - 不规则形状（骨样骨瘤病灶为圆形）
     - CT 表现为终板的破坏

5.11.1 插图：骨样骨瘤

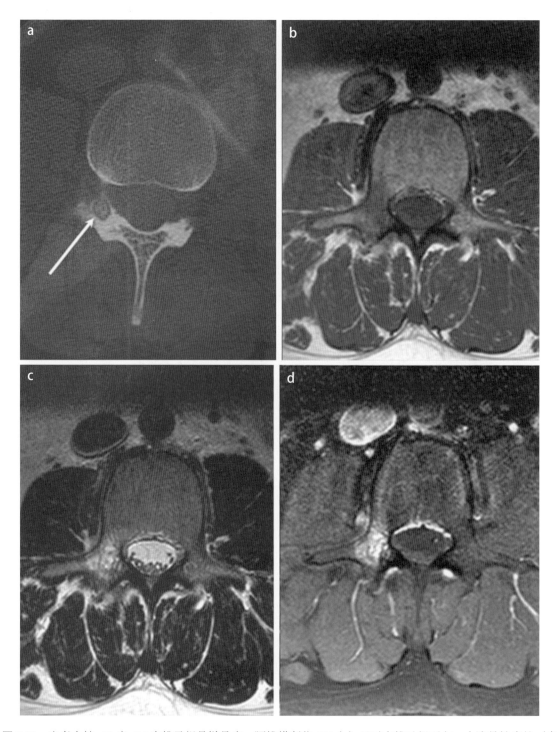

图 5.31 患者女性，26 岁，L3 右椎弓根骨样骨瘤。腰椎横断位 CT（a）显示右椎弓根下方一小溶骨性病灶（白色箭头）。MRI 横断位 T1WI 图像（b）显示 L3 右椎弓根的不均匀低信号。MRI 横断位 T2WI 图像（c）显示病灶呈相应高信号。MRI 横断位 T1WI 增强图像（d）显示病灶和周围骨髓呈强化改变

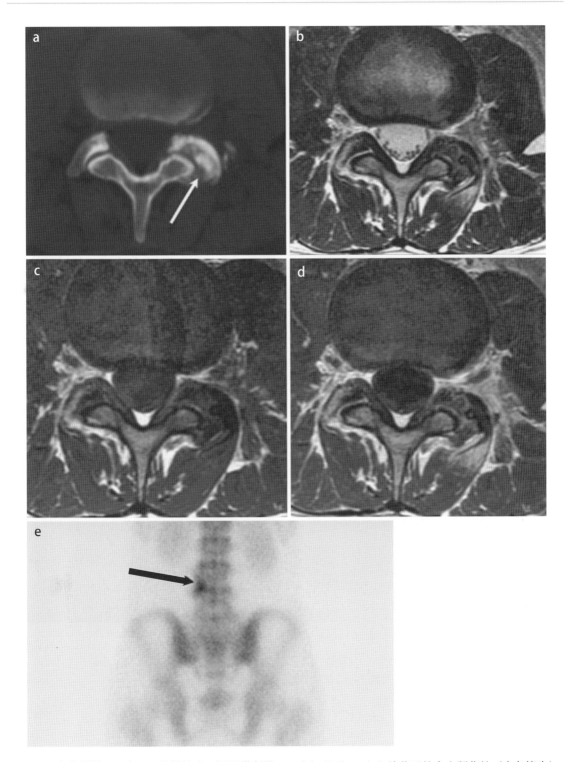

图 5.32　患者男性，20 岁，L4 骨样骨瘤。腰椎横断位 CT（a）显示 L4 左上关节面的中央硬化灶（白色箭头）。MRI 横断位 T2WI 图像（b）显示中央病灶为低信号，邻近软组织呈高信号。MRI 横断位 T1WI 图像（c）显示中心病灶亦呈低信号。MRI 横断位 T1WI 增强图像（d）显示骨髓和相邻软组织广泛强化改变。骨扫描（e）显示 L3/L4 左侧小关节的摄取增加（黑色箭头）

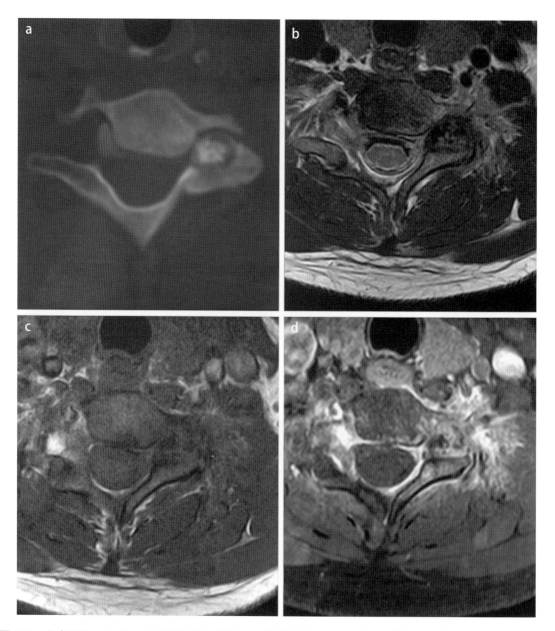

图 5.33 患者男性，26 岁，C7 骨样骨瘤。颈椎 CT 横断位图像（a）显示 C7 椎体左上关节面病灶中央硬化及周围透明移行带。MRI 横断位 T2WI 像（b）示病灶中央呈低信号，相邻软组织信号增高。MRI 横断位 T1WI 像（c）示中心病灶呈低信号。MRI 横断位 T1WI 增强图像（d）示广泛骨髓及周围软组织强化

5.12　骨肉瘤

1. 流行病学
   - 发病高峰：40 岁左右
     - 晚于四肢骨肉瘤
   - 性别：男性 = 女性
   - 常见原发性恶性骨肿瘤中，位居第二（仅次于多发性骨髓瘤）
2. 发病部位
   - 原发性脊柱骨肉瘤：占所有骨肉瘤的 4%
     - 附件：79%
     - 17% 累及相邻两个节段
     - 84% 侵犯椎管
3. 特征性影像学表现
   - 侵袭性生长肿块，形成不成熟骨基质
   - 渗透性或虫蚀样骨膜反应，广泛转移
   - 不成熟骨形成导致骨质硬化表现
   - 软组织肿块形成破坏骨皮质
   - T2WI 呈不均质信号
     - 骨化部分在 T1WI 和 T2WI 均呈低信号
     - 非骨化部分在 T1WI 呈低信号，T2WI 呈高信号
4. 一般影像学表现
   - 毛细血管扩张型骨肉瘤：液 - 液平面
   - 无骨基质的纯溶骨性肿块：20%
5. 鉴别诊断
   - 成骨性骨转移瘤
     - 前列腺、乳腺、胃肠道肿瘤
     - 多发
     - 很少侵及至骨外
   - 骨母细胞瘤
     - 狭窄移行带
   - 动脉瘤性骨囊肿
     - 与毛细血管扩张型骨肉瘤相似
     - 狭窄移行带
     - 附件中心性膨胀病灶
   - 良性巨细胞瘤
     - 罕见
     - 溶骨性骨质破坏
   - 巨大骨岛

5.12.1 插图：骨肉瘤

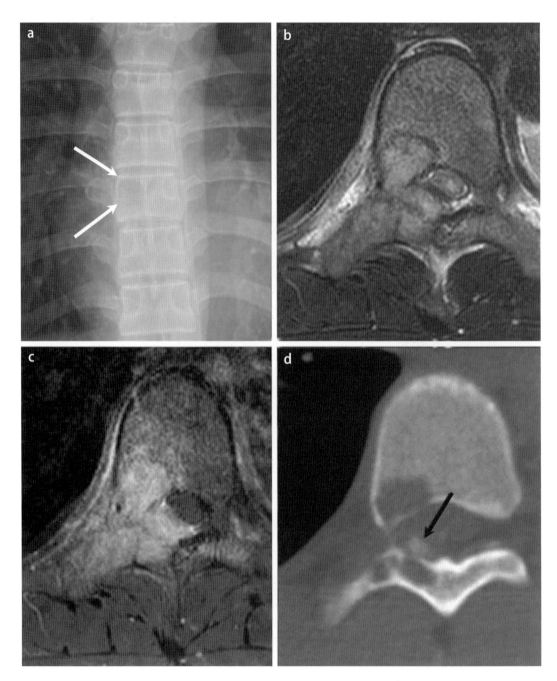

图 5.34 患者男性，14 岁，T8 椎体原发性骨肉瘤。胸椎正位 X 线片(a)示：T8 椎体右侧溶骨性病变(白色箭头)，T8 右侧椎弓根轮廓已经消失。MRI 横断位 T2WI（b）示：T8 椎体病变呈高信号，T1WI 增强抑脂像（c）示病变显著强化改变，累及椎体右后角、同侧椎弓根、横突以及椎板。病灶为高信号改变（箭头）明显压迫脊髓。CT 横断位图像（d）仅在（b）和（c）之余显示主要溶骨性骨质破坏及点状钙化灶（黑色箭头）

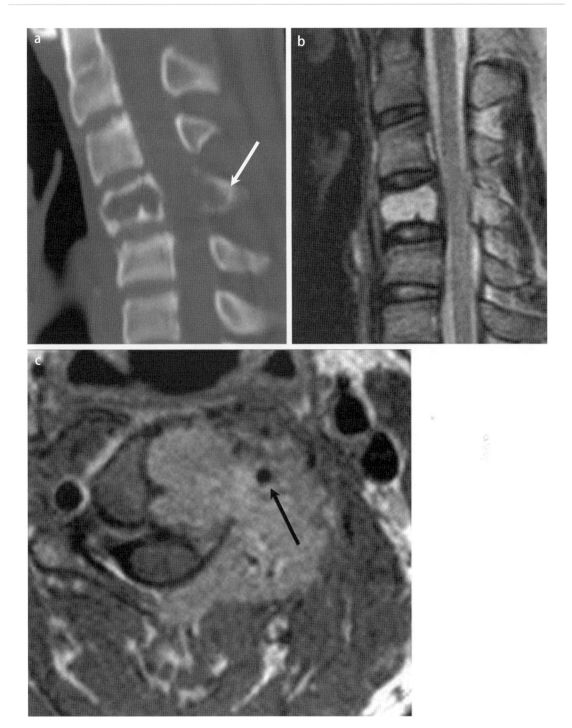

图 5.35　患者男性，18 岁，C4 椎体原发性骨肉瘤。CT 矢状位(a)示溶骨性病变累及 C4 椎体和棘突(白色箭头)，无明显基质钙化。MRI 矢状位 T2WI（b）示肿块为高信号。MRI 横断位 T1WI 增强（c）示膨胀性分叶状强化肿块，累及椎体左侧和附件，向外延伸并包绕同侧椎动脉（黑色箭头）

5.13 浆细胞瘤

1. 流行病学
   - 平均年龄：55 岁（较多发性骨髓瘤患者年轻）
   - 性别：男性＞女性（2：1）
2. 发病部位
   - 中轴骨：最常见的受累部位（25%～60%），其次是四肢
   - 椎体：骨孤立性浆细胞瘤最常见
   - 胸椎＞腰椎＞颈椎
3. 特征性影像学表现
   - T1WI 呈低信号骨髓，伴曲线低信号区域
   - 膨胀性椎体中皮质增厚，形成"微脑征"
   - CT 显示骨皮质变薄、溶骨性骨质破坏并软组织肿块形成

4. 一般影像学表现
   - 不同程度强化（周围强化可能）
   - T2 信号强度不均，内部曲线信号空洞
   - 不同程度压缩改变
   - 椎间盘及邻近椎体受累罕见
   - 骨质硬化罕见（3%）
5. 鉴别诊断
   - 侵袭性椎体血管瘤
     - 类似于浆细胞瘤
     - 显著强化
   - 多发性骨髓瘤
     - 33% 的脊柱孤立性浆细胞瘤病例中可见第二个病灶
   - 转移
     - 不侵犯椎间盘及邻近椎体

5.13.1　插图：浆细胞瘤

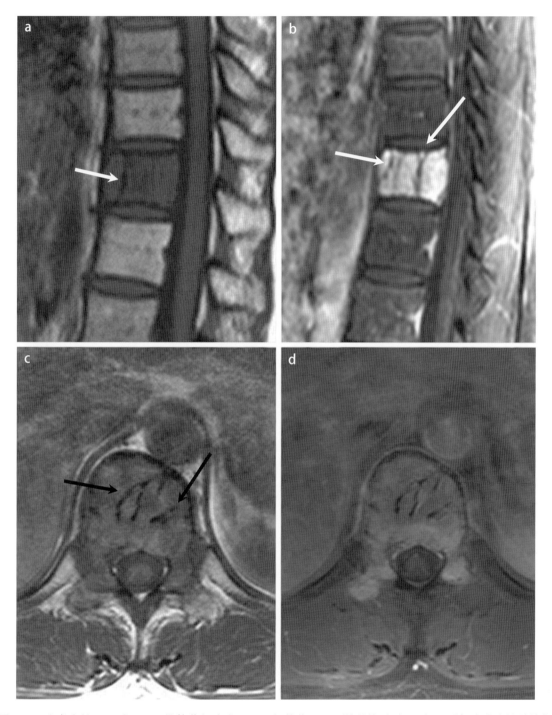

图5.36　患者女性，39岁，T11椎体浆细胞瘤。MRI 矢状位 T1WI 增强前后（a，b）显示轻度膨胀性肿块相对于椎间盘呈低信号，伴皮质增厚所致线性低信号（白色箭头），病灶呈显著强化。MRI 横断位 T1WI 增强前后（c，d）示脑回状的曲线低信号（黑色箭头）

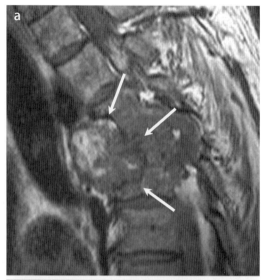

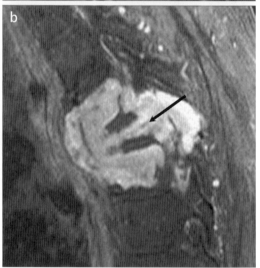

图 5.37 患者男性，40 岁，T3、T4 和 T5 椎体浆细胞瘤。MRI 矢状位 T1WI（a）示膨胀性肿块与肌肉等信号，伴曲线低信号（白色箭头）。MRI 矢状位不同平面的 T1WI 增强抑脂图像（b）显示肿块强化明显，伴 T4 椎体塌陷（黑色箭头），椎间盘间隙尚存

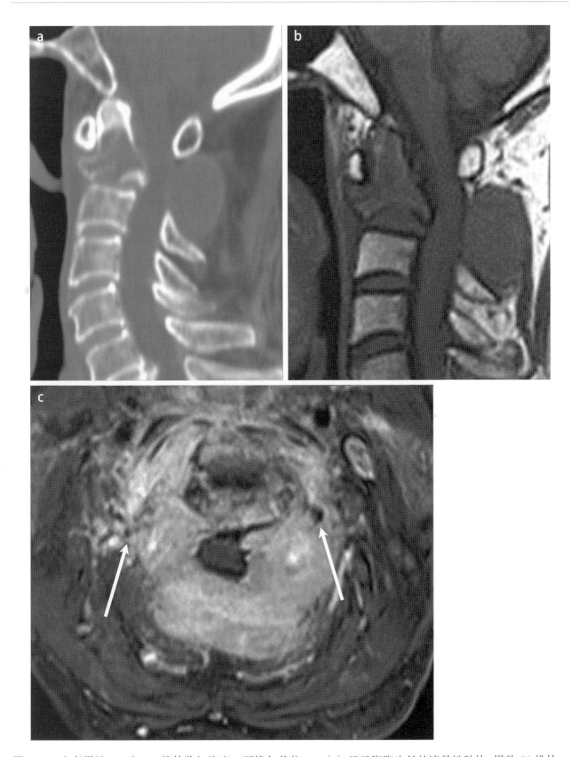

图 5.38　患者男性，72 岁，C2 椎体浆细胞瘤。颈椎矢状位 CT（a）显示膨胀生长的溶骨性肿块，累及 C2 椎体，骨皮质破坏、变薄。MRI 矢状位 T1WI 图像（b）显示 C2 椎体及附件膨胀性肿块伴皮质破坏，与肌肉呈等信号。MRI 横断位 T1WI 增强抑脂图像（c）显示 C2/C3 椎间隙水平肿块显著强化，并向硬膜外扩张，包绕硬膜囊及双侧椎动脉（白色箭头）

参考文献

Boriani S, Bandiera S, Casadei R, Boriani L, Donthineni R, Gasbarrini A, et al. Giant cell tumor of the mobile spine: a review of 49 cases. Spine. 2012;37(1):E37–45. doi:10.1097/BRS.0b013e3182233ccd.

Cerase A, Priolo F. Skeletal benign bone-forming lesions. Eur J Radiol. 1998;27(Suppl 1):S91–7.

Cramer GD, Darby SA. Clinical anatomy of the spine, spinal cord, and ANS. Philadelphia: Elsevier Health Sciences; 2013.

Kang HS, Lee JW, Kwon JW. Radiology illustrated: spine. Heidelberg: Springer Science & Business Media; 2014.

Kim DH, Chang U-K, Kim S-H, Bilsky MH. Tumors of the spine. Philadelphia: Elsevier Health Sciences; 2008.

Kransdorf MJ, Sweet DE. Aneurysmal bone cyst: concept, controversy, clinical presentation, and imaging. AJR Am J Roentgenol. 1995;164(3):573–80. doi:10.2214/ajr.164.3.7863874.

Kroon HM, Schurmans J. Osteoblastoma: clinical and radiologic findings in 98 new cases. Radiology. 1990;175(3):783–90. doi:10.1148/radiology.175.3.2343130.

Kwon JW, Chung HW, Cho EY, Hong SH, Choi SH, Yoon YC, et al. MRI findings of giant cell tumors of the spine. AJR Am J Roentgenol. 2007;189(1):246–50. doi:10.2214/AJR.06.1472.

Merhemic Z, Stosic-Opincal T, Thurnher MM. Neuroimaging of Spinal Tumors. Magn Reson Imaging Clin N Am. 2016;24(3):563–79. doi:10.1016/j.mric.2016.04.007.

Murphey MD, Andrews CL, Flemming DJ, Temple HT, Smith WS, Smirniotopoulos JG. From the archives of the AFIP. Primary tumors of the spine: radiologic pathologic correlation. Radiographics Rev Publ Radiol Soc N Am Inc. 1996;16(5):1131–58. doi:10.1148/radiographics.16.5.8888395.

Nishiguchi T, Mochizuki K, Ohsawa M, Inoue T, Kageyama K, Suzuki A, et al. Differentiating benign notochordal cell tumors from chordomas: radiographic features on MRI, CT, and tomography. AJR Am J Roentgenol. 2011;196(3):644–50. doi:10.2214/AJR.10.4460.

Orguc S, Arkun R. Primary tumors of the spine. Semin Musculoskelet Radiol. 2014;18(3):280–99. doi:10.1055/s-0034-1375570.

Rodallec MH, Feydy A, Larousserie F, Anract P, Campagna R, Babinet A, et al. Diagnostic imaging of solitary tumors of the spine: what to do and say. Radiographics Rev Publ Radiol Soc N Am Inc. 2008;28(4):1019–41. doi:10.1148/rg.284075156.

Ross JS, Moore KR. Diagnostic imaging: spine. Philadelphia: Elsevier Health Sciences; 2015.

Si MJ, Wang CG, Wang CS, Du LJ, Ding XY, Zhang WB, et al. Giant cell tumours of the mobile spine: characteristic imaging features and differential diagnosis. Radiol Med. 2014;119(9):681–93. doi:10.1007/s11547-013-0352-1.

罕见但值得关注的脊柱、脊髓肿瘤 6

目 录

6.1　血管脂肪瘤

1. 流行病学
   - 发病年龄：40 ～ 50 岁
   - 性别：女性＞男性
2. 发病部位
   - 胸椎
   - 硬膜外隙背侧

© Springer Science+Business Media Singapore 2017 153
H.S. Kang et al., *Oncologic Imaging: Spine and Spinal Cord Tumors*,
DOI 10.1007/978-981-287-700-0_6

3．特征性影像学表现

- 界限清晰的分叶状肿块
- 脂肪及血管成分构成
- 脂肪成分于 T1WI 呈高信号，CT 呈低密度影
- 血管成分于增强抑脂像呈显著强化

4．一般影像学表现

- 浸润性血管脂肪瘤
  - 可侵及邻近结构

5．鉴别诊断

- 硬膜外血管瘤
  - 无脂肪成分
- 硬膜外脂肪瘤
  - 无血管成分
- 血肿
  - 无强化改变
  - 无脂肪抑制表现
  - CT 表现为高密度

6.1.1　插图：血管脂肪瘤

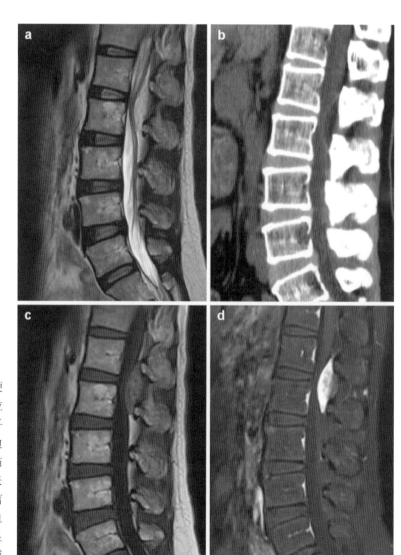

图 6.1　患者女性，53 岁，硬膜外血管脂肪瘤。腰椎矢状位 T2WI（a）显示在 L1～L2 水平硬膜外背侧存在一大小 4 cm、边缘清晰的肿块。矢状位 CT 扫描（b）显示内部脂肪成分。MRI 矢状位 T1WI 图像（c）显示病灶信号不均匀，表明其混合脂肪和血管成分。T1WI 增强图像（d）显示部分区域显著强化，部分区域呈脂肪抑制改变

6.2 非典型畸胎样/横纹肌样瘤

1. 流行病学
   - 婴幼儿，7个月～17岁（3岁以下更常见）
2. 发病部位
   - 常见于脑，罕见于脊柱
   - 髓外硬膜内、髓内
   - 颈椎、胸椎、腰椎
3. 特征性影像学表现
   - 较大不均质肿块
   - 内部出血
   - 增强呈弥漫性强化
   - 经脑脊液播散
4. 一般影像学表现
5. 鉴别诊断
   - 髓外部位：黏液性乳头状室管膜瘤和恶性周围神经鞘膜瘤
   - 髓内部位：原始神经外胚层肿瘤、室管膜瘤、转移瘤

6.2.1　插图：非典型畸胎样 / 横纹肌样瘤

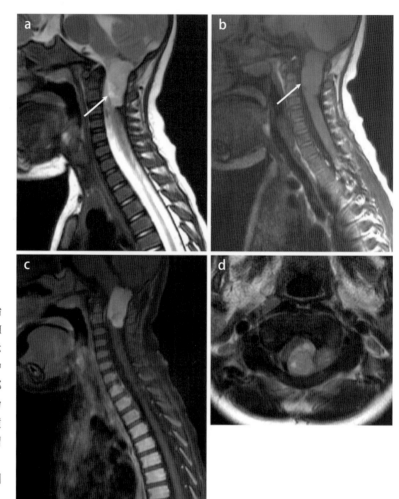

图 6.2　患儿，2 岁，非典型畸胎样 / 横纹肌样瘤（ATRT）。T2WI和 T1WI 矢状位图像（a-c）显示C1 ~ C3 椎体水平巨大不均质肿块并呈显著强化。在肿块前下部存在局灶囊性部分，考虑可能为出血区域（白色箭头）。MRI 横断位 T2WI 图像（d）显示肿瘤位于髓外硬膜内，并压迫脊髓，于 C1/C2 水平延伸至硬膜外左侧椎间孔

6.3 软骨母细胞瘤

1. 流行病学
   - 平均年龄 20 岁（9 ~ 62 岁）
   - 男性＞女性
2. 发病部位
   - 脊柱非常罕见，可发生于脊柱中任何部位（最常见于胸椎）
   - 椎体及附件
3. 特征性影像学表现
   - 膨胀生长

- 具有骨质破坏和软组织肿块的侵袭性形态学特征
- 肿块内可见钙化

4. 一般影像学表现
   - 继发动脉瘤性骨囊肿
   - 骨髓水肿
5. 鉴别诊断
   - 软骨肉瘤
     - 无法区分
     - 老年（45 ~ 55 岁）

6.3.1　插图：软骨母细胞瘤

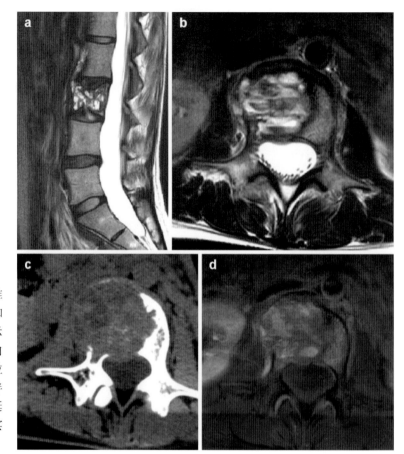

图 **6.3**　患者女性，25 岁，L3 椎体软骨母细胞瘤。MRI 矢状位和横断位 T2WI 图像（a，b）显示 L3 椎体病理压缩性骨折，肿块内有多个出血性液平。CT 横断位（c）显示肿块内部模糊钙化，伴右前方椎体骨质破坏并向椎旁延伸。增强扫描（d）显示肿块实体部分强化伴邻近骨髓水肿

6.4 硬膜外血管瘤

1. 流行病学
   - 发病于任何年龄（平均 38 岁，2 ～ 62 岁）
   - 男性 = 女性
2. 发病部位
   - 海绵状血管瘤：背侧硬膜外间隙
   - 静脉血管瘤：腹侧硬膜外间隙，腰椎
3. 特征性影像学表现
   - 海绵状血管瘤：分叶状，实性部分显著强化

4. 一般影像学表现
   - 表现为硬膜外血肿
   - 静脉血管瘤：小囊性肿块，T1WI 呈高信号，位于腹侧
5. 鉴别诊断
   - 椎间盘突出（HIVD）
     - T1WI 呈低信号，T2WI 呈低信号
     - 外围强化
   - 血肿
     - 急性期无实性强化
   - 神经鞘瘤
     - 不显著周边强化
     - 实性成分

6.4.1 插图：硬膜外血管瘤

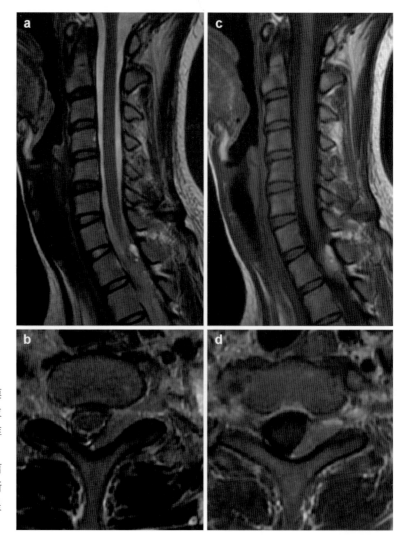

图 6.4 患者女性，28 岁，硬膜外血管瘤。MRI 矢状位和横断位 T2WI 图像（a，b）显示 T1 椎体左侧硬膜外高信号强度肿块。T1WI 图像（c）显示病灶内高信号，表明其内部出血。MRI 横断位 T1WI 图像（d）显示肿块呈轻度强化

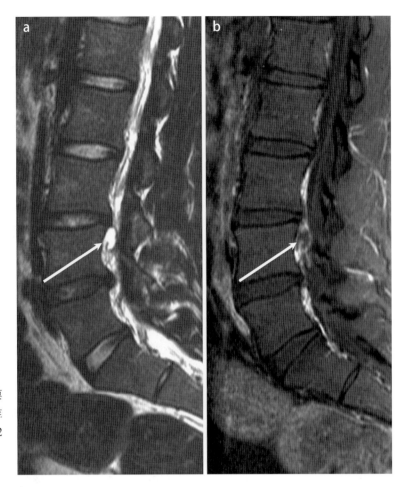

图 6.5 患者男性，30 岁，硬膜外血管瘤。腰椎 MRI 显示 L4 椎体上缘水平右侧硬膜外间隙 T2 高信号病变伴边缘强化改变（a，b）

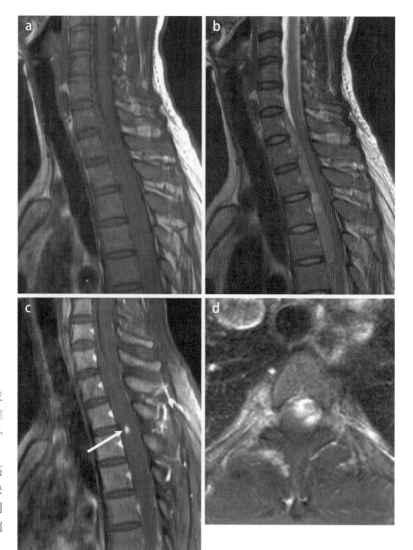

图 6.6 患者女性，36 岁，自发性硬膜外血肿（无肿瘤）。颈椎 MRI 显示 C7 ~ T4 水平硬膜外腹侧可见肿块样病变，T1WI（a）呈等信号，T2WI（b）呈中至高信号。在硬膜外腹侧的病变中央可见结节状强化（c, d），表明造影剂通过血管外渗，诊断为超急性期血肿

6.5　上皮样血管肉瘤

1. 流行病学
   - 一种极为罕见的血管肉瘤亚型，其特征是具有上皮样形态大细胞
   - 中老年
   - 男性 = 女性
2. 发病部位
   - 脊柱少见
3. 特征性影像学表现
   - 侵袭性、高级别骨肿瘤特征：溶骨性破坏肿块伴椎旁延伸，中央坏死，由于过度灌注所致周边强化
4. 一般影像学表现
   - 多中心性（20% ~ 50%）：单个骨骼的多发肿块
5. 鉴别诊断
   - 上皮样血管内皮瘤
     - 难于鉴别
     - 侵袭性差
   - 转移瘤
     - 难于鉴别
     - 血管较少

6.5.1　插图：上皮样血管肉瘤

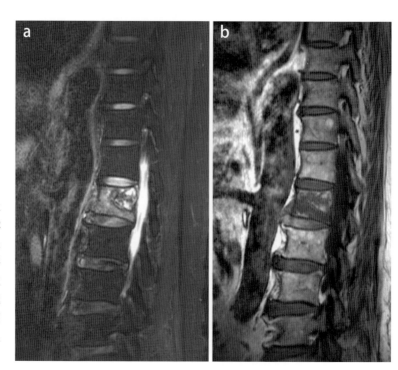

图 6.7　患者男性，73 岁，上皮样血管肉瘤。MRI 矢状位 T2 SPAIR 和 T1WI 图像（a，b）显示 L1 椎体内混杂信号肿块，伴有广泛的骨髓水肿。MRI 横断位 T2WI（c，d）显示其内部曲折低信号流效应（白色箭头）。肿瘤栓塞的术前血管造影术（e）显示肿瘤内和肿瘤周围血供丰富

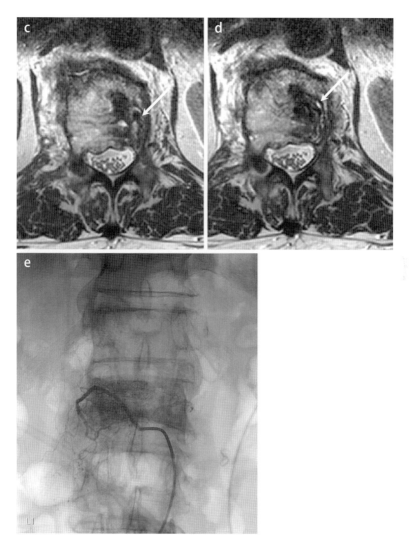

图6.7（续） 患者男性，73岁，上皮样血管肉瘤。MRI 矢状位 T2 SPAIR 和 T1WI 图像（a，b）显示 L1 椎体内混杂信号肿块，伴有广泛的骨髓水肿。MRI 横断位 T2WI（c,d）显示其内部曲折低信号流效应（白色箭头）。肿瘤栓塞的术前血管造影术（e）显示肿瘤内和肿瘤周围血供丰富

6.6 上皮样血管内皮瘤

1. 流行病学
   - 血管源性肿瘤，介于血管瘤和常见血管肉瘤之间
   - 脊柱中非常罕见
   - 中老年
   - 男性 = 女性
2. 发病部位
   - 颈椎、腰椎
3. 特征性影像学表现
   - 非特异性血管源性肿瘤
   - 溶骨性肿块，富血管结构，单发或多发

4. 一般影像学表现
   - 远处转移（20% ~ 30%）
5. 鉴别诊断
   - 血管瘤
     - 侵袭性弱
     - 可为囊性
     - 硬膜外血肿
   - 血管肉瘤
     - 更具有侵袭性
     - 更多见骨质破坏并椎旁组织侵犯
   - 转移
     - 乏血供

6.6.1 插图：上皮样血管内皮瘤

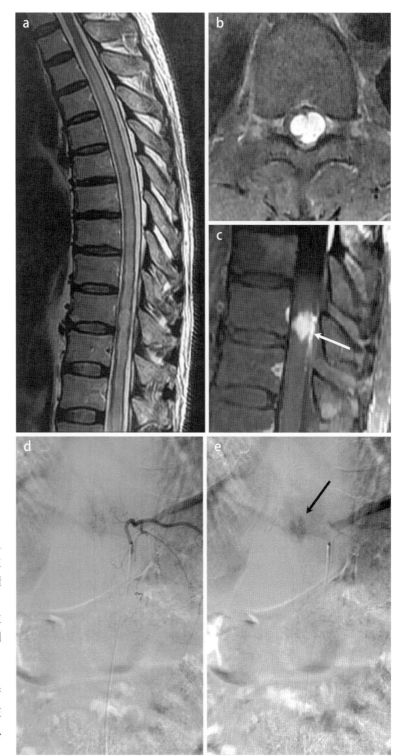

图 6.8 患者男性，55 岁，上皮样血管内皮瘤。MRI 矢状位 T2WI（a）显示 T10 椎体水平髓内见高信号肿块，直径约 2 cm，合并广泛脊髓水肿。MRI 横断位 T1WI 增强图像（b）显示左侧髓内外生型肿块显著均匀强化。MRI 矢状位 T1WI 增强图像（c）显示肿瘤下方的血管蒂（白色箭头）。血管造影显示源自 T10 左侧脊髓动脉的富血管肿瘤染色（黑色箭头）（d，e）

6.7 神经节胶质瘤

1. 流行病学
   - 儿童、青年
   - 男性 = 女性
2. 发病部位
   - 髓内
   - 颈髓＞胸髓
3. 特征性影像学表现
   - 长节段脊髓
   - 偏心性
   - T1WI 呈混杂信号
   - 无周围水肿
   - 斑片状强化
   - 钙化
4. 一般影像学表现
   - 肿瘤样囊肿
   - 无强化改变
5. 鉴别诊断
   - 脊髓星形细胞瘤
     - 儿童患者中存在较大囊性成分（毛细胞性星形细胞瘤）
     - 强化区域较多
     - 纵向累及较少
   - 脊髓室管膜瘤
     - 纵向累及较少
     - 中央累及伴空洞
     - 含铁血黄素帽

6.7.1　插图：神经节胶质瘤

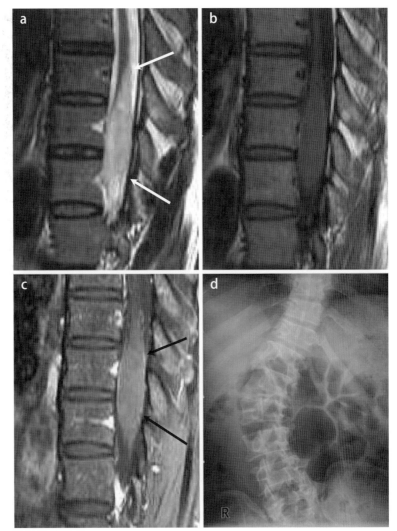

图 6.9　患者男性，43 岁，神经节胶质瘤。MRI 矢状位 T2WI（a）和 T1WI（b）显示从 T10 到脊髓圆锥髓内占位性病变（白色箭头），T2 高信号。T10 水平肿瘤呈偏心性，相邻脊髓无水肿。MRI 矢状位 T1WI 增强（c）显示病灶呈轻度均匀强化。胸腰椎正位 X 线片（d）显示胸腰椎侧凸

6.8　神经节细胞瘤

1. 流行病学
   - 儿童、青年
   - 男性 = 女性
2. 发病部位
   - 硬膜外椎旁
   - 最常见于后纵隔椎旁
3. 特征性影像学表现
   - 儿童后纵隔椎旁界限清晰、较大的实体肿块

- T1WI 及 T2WI 呈不均质中等信号
- 不同程度强化

4. 一般影像学表现
   - 可能出现钙化
5. 鉴别诊断
   - 神经母细胞瘤
     - 转移
     - 钙化
   - 良性神经鞘瘤（神经鞘瘤和神经纤维瘤）
     - 中年人

6.8.1　插图：神经节细胞瘤

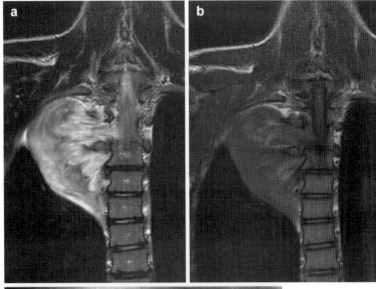

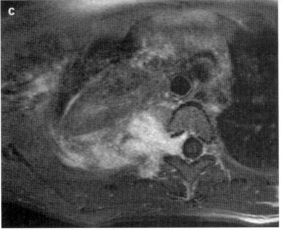

图 6.10　患者女性，12 岁，神经节细胞瘤。MRI 矢状位 T2WI（a）和 T1WI（b）示：右侧硬膜外椎旁可见一界限清晰巨大混杂信号的实体肿块，自 T3/T4、T4/T5 椎间孔向外扩大延伸。MRI 横断位 T1WI 增强（c）示：肿块位于椎旁后纵隔处，呈斑片状强化

6.9　未分化多形性肉瘤

1. 流行病学
   - 极为罕见
   - 发病高峰：50 岁
   - 性别：男性＞女性
2. 发病部位
   - 胸椎＞腰椎＞骶椎＞颈椎
3. 特征性影像学表现
   - T1WI 呈中到低信号
   - T2WI 呈不均匀高信号
4. 一般影像学表现
   - 钙化：5% ～ 20%
   - 高级别黏液样病变
     - 囊性表现
     - 增强像上的结节状非黏液瘤样成分
5. 鉴别诊断
   - 转移瘤
   - 其他高级别肉瘤，如骨肉瘤

6.9.1 插图：未分化多形性肉瘤

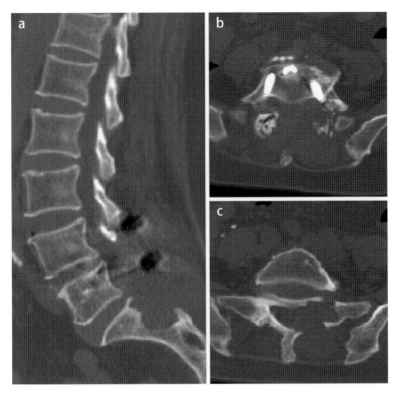

图 6.11 患者女性，64 岁，未分化多形性肉瘤。10 年前，患者接受后路 L4 ～ L5 椎弓根螺钉固定椎间融合术。CT 矢状位（a）和横断面（b，c）示：L5 和 S1 左侧可见一溶骨性软组织肿块伴骨外扩展，主要累及后部附件结构，但无明显内部钙化。肿块呈分叶状，T2 呈中等信号（d），T1 呈低信号（e），伴内部多囊性结构（白色箭头）。T1WI 矢状位和横断面增强像（f，g）示：除囊性区域外，肿块呈均匀强化

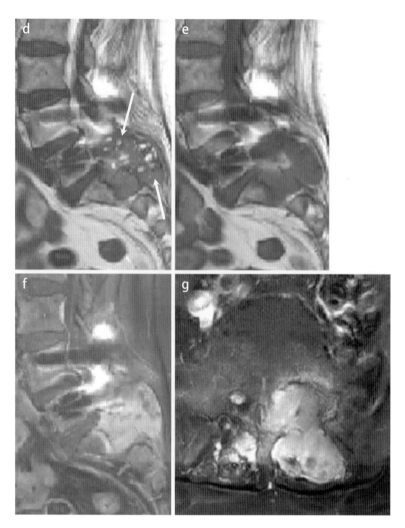

图6.11(续) 患者女性,64岁,未分化多形性肉瘤。10年前,患者接受后路L4～L5椎弓根螺钉固定椎间融合术。CT 矢状位（a）和横断面（b，c）示：L5 和 S1 左侧可见一溶骨性软组织肿块伴骨外扩展，主要累及后部附件结构，但无明显内部钙化。肿块呈分叶状，T2 呈中等信号（d），T1 呈低信号（e），伴内部多囊性结构（白色箭头）。T1WI 矢状位和横断面增强像（f，g）示：除囊性区域外，肿块呈均匀强化

6.10　恶性周围神经鞘瘤

1．流行病学
- 发生于 40 岁（平均年龄：39.7 岁）
- 合并 NF 1 的发病年龄：26 ～ 42 岁（平均年龄：28.7 岁）
- 性别：男性＝女性（如果合并 NF 1，男性＞女性）

2．发病部位
- 椎旁＞＞椎管内（罕见）
  - 后纵隔
  - 腹膜后
- 四肢近端沿神经血管束分布
  - 尤其臂丛和坐骨神经

3．特征性影像学表现
- 大小＞ 5 cm
- T2 加权像上可见较大浸润性不均质软组织肿块，常为出血、钙化、囊性变和坏死
- 肿块侵及邻近组织时可呈明显强化

4．一般影像学表现
- 丛状神经纤维瘤无均质性，无"靶征"

5．鉴别诊断
- 良性周围神经鞘瘤
  - 无周围结构侵袭
  - 界限清楚
  - 不同程度强化
  - 现存 NF 1 神经纤维瘤出现突发性疼痛增加，应怀疑恶变可能
- 其他软组织肉瘤
  - 与邻近神经血管束无关
- 血肿
  - 无强化的实体部分

6.10.1 插图：恶性周围神经鞘瘤

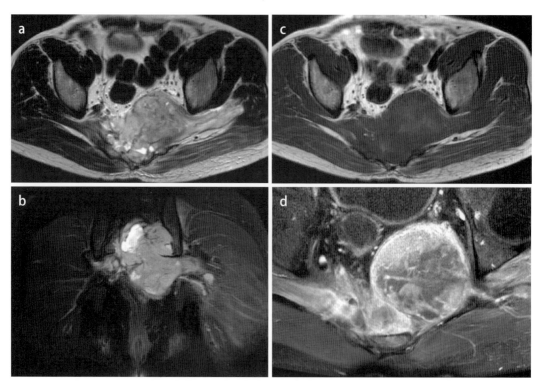

图 6.12 患者男性, 37 岁, 恶性周围神经鞘瘤（MPNST）。MRI 横断位 T2WI（a）和冠状位 T2WI 抑脂像（b）示：骶骨巨大骨质破坏肿块，侵及双侧骶神经根。肿瘤扩展延伸到坐骨大孔、左梨状肌和坐骨神经。MRI 横断位 T1WI（c）和 T1WI 增强像（d）示：肿块呈不均匀强化伴瘤内出血和坏死

6.11 少突神经胶质瘤

1．流行病学
- 极为罕见
  - 只占全部脊髓肿瘤 2%
- 平均发病年龄：28.4 岁
- 性别：女性 = 男性（颅内少突神经胶质瘤 男性 > 女性）

2．发病部位
- 常见于胸椎
  - 胸椎 > 颈椎 > 颈胸椎结合处 > 腰椎 > 胸腰椎水平段

3．特征性影像学表现
- T1WI 上低或等不均匀信号强度
- T2WI 上呈高信号
- 轻到中度不均匀点状强化
- 钙化：28% ~ 40%

4．一般影像学表现
- 囊性成分或囊性坏死可能
  - 高级别脊柱少突神经胶质瘤
- CT：合并骨骼畸形

5．鉴别诊断
- 星形细胞瘤
- 神经节胶质瘤

6.11.1　插图：少突神经胶质瘤

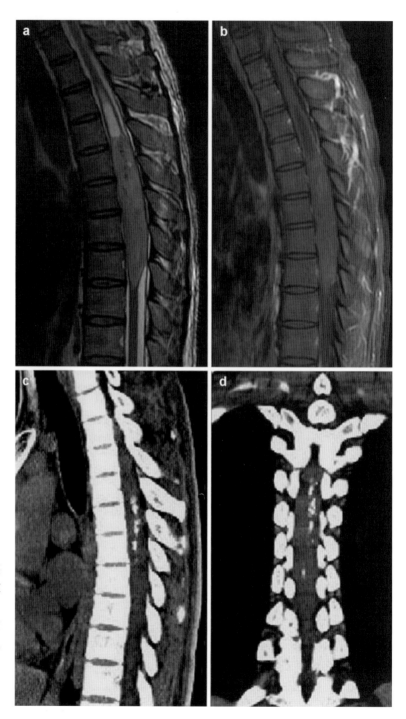

图 6.13　患者男性，24 岁，少突神经胶质瘤。MRI 矢状位 T2WI（a）示：胸髓中巨大异质性髓内肿块，呈轻度高信号，伴头端空洞形成。MRI 矢状位 T1WI 增强像（b）示：肿块内轻度点状强化。CT 矢状位和横断位（c，d）示：多点状瘤内钙化灶

6.12　副神经节瘤

1．流行病学
- 发病高峰：45～50岁（平均年龄：13～70岁）
- 性别：男性＝女性

2．发病部位
- 脊柱：罕见
  - 最常见：终丝
  - 恶性副神经节瘤可伴溶骨性转移
  - 病例报告：原发性骨内或硬膜外副神经瘤

3．特征性影像学表现
- 在马尾处可见界限清晰的髓外硬膜内富血管性强化肿块
- T1WI 呈中等至低信号
- T2WI 呈不均匀高信号
- 明显强化

- 富血管肿块伴较大回流静脉

4．一般影像学表现
- 可伴囊性部分
- 含铁血黄素
- 明显回流静脉所致明显流空现象

5．鉴别诊断
- 黏液乳头状室管膜瘤
  - 类似于副神经节瘤（中央型）
  - 更常见
- 神经鞘瘤
  - 出血罕见
  - 近中心位置
  - 无血管流空
  - 更常见
- 低转移性
- 终丝血管网状细胞瘤
  - 部位罕见
  - 富血管，扩张血管

6.12.1 插图：副神经节瘤

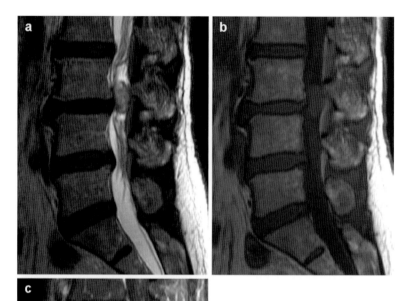

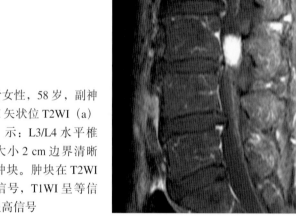

图 6.14 患者女性，58 岁，副神经节瘤。MRI 矢状位 T2WI（a）和 T1WI（b）示：L3/L4 水平椎管内可见一大小 2 cm 边界清晰髓外硬膜内肿块。肿块在 T2WI 呈不均匀高信号，T1WI 呈等信号，增强像呈高信号

6.13 原始神经外胚层肿瘤

1. 流行病学
   - 第一个高峰：＜ 20 岁（90%）
   - 第二个高峰：50 岁
   - 男性＞女性
2. 发病部位
   - 脊柱：5% 尤因肉瘤
   - 骶骨：m/c（mostly common，很常见）
   - 椎体→椎弓根
   - 沿周围神经分布
3. 特征性影像学表现
   - CT 表现为椎体或骶骨浸润性溶骨性病变伴较大软组织肿块形成
   - 中央坏死区常见
   - 通过骨皮质微孔浸润
     - 在 MRI 上显示为"污渍"样
   - T1WI 呈低信号，T2WI 呈等信号
   - 不均匀强化

4. 一般影像学表现
   - 罕见硬化性病变（5%）
     - 反应性骨形成
     - 软组织成分无骨化
   - 肿瘤与癌周水肿
     - 癌周水肿呈 Gd 强化
5. 鉴别诊断
   - 原始神经外胚层肿瘤
     - 临床症状和影像学表现与尤因肉瘤相同
   - Langerhans 细胞组织细胞增生症
     - 不连续地图样溶骨性病变
     - 可能与尤文肉瘤有相同的影像学表现
   - 转移性神经母细胞瘤
     - 主要发生于肾上腺或肾上腺外
     - 儿童多发
   - 骨肉瘤
     - CT 显示骨基质
     - 骨皮质破坏＞＞浸润
     - 侵及椎体或椎弓根

6.13.1 插图：原始神经外胚层肿瘤

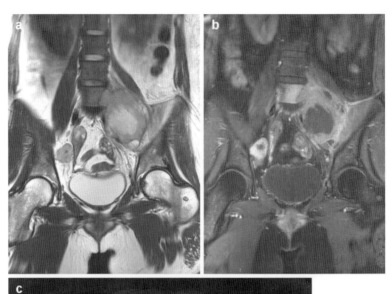

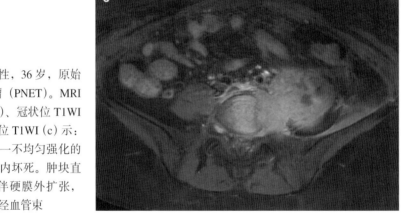

图 6.15 患者女性，36 岁，原始神经外胚层肿瘤（PNET）。MRI 冠状位 T2WI（a）、冠状位 T1WI 增强（b）和横断位 T1WI（c）示：左侧髂腰肌可见一不均匀强化的巨大肿块，伴瘤内坏死。肿块直接侵犯 L5 椎体伴硬膜外扩张，沿左髂窝包绕神经血管束

6.14　孤立性纤维瘤（血管外皮瘤）

1. 流行病学
   - 好发年龄：20 ～ 70 岁（中位数：40 岁）
   - 没有性别差异
   - 罕见
2. 发病部位
   - 最常见：硬膜，硬膜外，椎旁
   - 可能：硬膜内 / 软膜，髓内
   - 脊柱外血管外皮瘤骨性转移
3. 特征性影像学表现
   - 明显强化扩张性病变 / 侵蚀邻近骨性结构，伴较大软组织成分
   - T1WI 呈低信号，T2WI 呈中等到高信号
   - 明显均匀强化

4. 一般影像学表现
   - CT 上无静脉石或钙化灶
   - 血管造影显示动脉期明显血管过度增生，血管异常不规则
5. 鉴别诊断
   - 脊膜瘤
     - 界限清楚，无骨侵蚀
     - 钙化
   - 神经鞘瘤
     - 椎管内或椎间孔中明显强化肿块
     - T2WI 呈高信号
     - 骨重建，椎间孔扩张或椎体扇贝征
   - 血行转移（肾癌或甲状腺癌）
     - 中轴骨、椎体后部
   - 血管肉瘤
     - 极其罕见部位

6.14.1 插图：孤立性纤维瘤（血管外皮瘤）

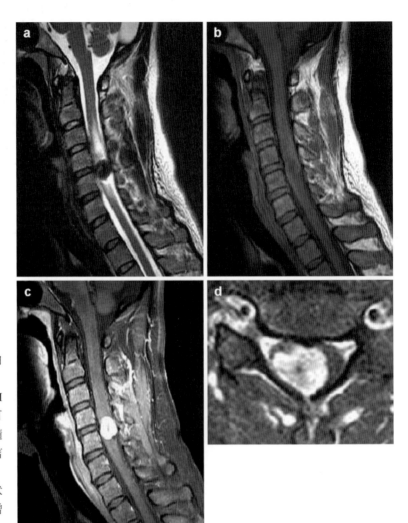

图 6.16 患者女性，36 岁，髓内孤立性纤维瘤（血管外皮瘤）。MRI 矢状位 T2WI（a）和 T1WI（b）示：在 C4/5 椎间盘水平可见一大小约 1.5 cm 边界清晰的髓内肿块。该肿块在 T2WI 呈低信号影，在 T1WI 呈不均匀等信号，伴周围脊髓明显肿胀。MRI 矢状位（c）和横断位（d）T1WI 增强像可见肿块呈明显强化

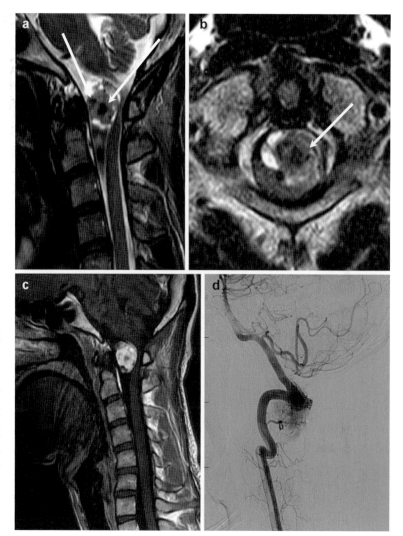

图 6.17 患者女性，22 岁，硬膜外孤立性纤维瘤（血管外皮瘤）。MRI 矢状位（a）和横断面（b）T2WI 像示：在 C1/C2 水平椎管内左腹侧有一边界清晰的髓外硬膜内肿瘤，导致严重的脊髓压迫。肿块呈不均匀稍高信号影伴内部空洞样结构低信号（白色箭头）。同时也观察到肿块呈高度强化（c）和血管造影中（d）肿块富血供的特征

6.15 畸胎瘤

1. 流行病学
   - 极罕见（占所有脊柱肿瘤的 0.1%）
   - 平均年龄：38.7 岁
   - 无性别差异
2. 发病部位
   - 髓内
     - 主要在下胸椎及脊髓圆锥
     - 圆锥 >> 颈椎
   - 髓外

3. 特征性影像学表现
   - 硬膜内：椭圆形或分叶状不均匀肿块
   - CT：钙化
   - 脂肪成分：T1WI 和 T2WI 呈高信号
4. 一般影像学表现
   - 实体部分强化
   - 硬膜外：哑铃型肿块伴椎体畸形
5. 鉴别诊断
   - 脂肪瘤

6.15.1　插图：畸胎瘤

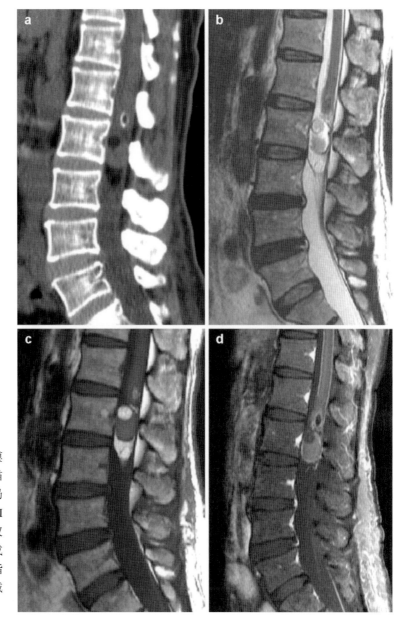

图 6.18　患者女性，52 岁，硬膜内畸胎瘤。脊柱矢状位 CT 扫描（a）显示在 L1-L2-L3 水平有局灶性钙化富含脂肪的包块。MRI 矢状位 T2WI（b）和 T1WI 加权（c）也显示瘤内脂肪和囊性成分，可见钙化灶位于圆锥上。脂肪成分在抑脂像上有明显信号减弱（d）

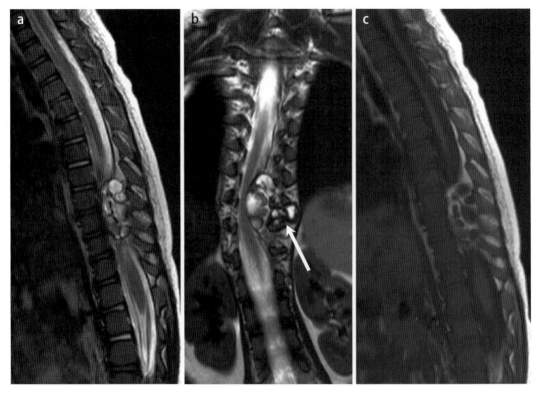

图 6.19　患者女性，34 岁，硬膜外畸胎瘤。MRI 显示 T9 ~ T11 水平一界限清楚的多房硬膜外肿瘤，通过左侧 T9/T10 椎间孔向左侧椎旁区延伸（白色箭头）。该病灶在 MRI T2WI 图像（a，b）显示为高信号，T1WI 图像（c）显示为低信号且有高信号边缘，肿瘤已压迫脊髓，脊柱胸腰椎侧凸畸形

参考文献

Armao DM, Stone J, Castillo M, Mitchell KM, Bouldin TW, Suzuki K. Diffuse leptomeningeal oligodendrogliomatosis: radiologic/pathologic correlation. AJNR Am J Neuroradiol. 2000;21(6):1122–6.

Bloomer CW, Ackerman A, Bhatia RG. Imaging for spine tumors and new applications. Top Magn Reson Imaging TMRI. 2006;17(2):69–87. doi:10.1097/RMR.0b013e31802bb38f.

Boriani S, Bandiera S, Casadei R, Boriani L, Donthineni R, Gasbarrini A, et al. Giant cell tumor of the mobile spine: a review of 49 cases. Spine. 2012;37(1):E37–45. doi:10.1097/BRS.0b013e3182233ccd.

Cerase A, Priolo F. Skeletal benign bone-forming lesions. Eur J Radiol. 1998;27(Suppl 1):S91–7.

Cramer GD, Darby SA. Clinical anatomy of the spine, spinal cord, and ANS. Philadelphia: Elsevier Health Sciences; 2013.

Hu S, Hu CH, Hu XY, Wang XM, Dai H, Fang XM, et al. MRI features of spinal epidural angiolipomas. Korean J Radiol. 2013;14(5):810–7. doi:10.3348/kjr.2013.14.5.810.

Kang HS, Lee JW, Kwon JW. Radiology illustrated: spine. Heidelberg: Springer Science & Business Media; 2014.

Kim DH, Chang U-K, Kim S-H, Bilsky MH. Tumors of the spine. Philadelphia: Elsevier Health Sciences; 2008.

Kransdorf MJ, Sweet DE. Aneurysmal bone cyst: concept, controversy, clinical presentation, and imaging. AJR Am J Roentgenol. 1995;164(3):573–80. doi:10.2214/ajr.164.3.7863874.

Kroon HM, Schurmans J. Osteoblastoma: clinical and radiologic findings in 98 new cases. Radiology. 1990;175(3):783–90. doi:10.1148/radiology.175.3.2343130.

Kwon JW, Chung HW, Cho EY, Hong SH, Choi SH, Yoon YC, et al. MRI findings of giant cell tumors of the spine. AJR Am J Roentgenol. 2007;189(1):246–50. doi:10.2214/AJR.06.1472.

Lee JW, Cho EY, Hong SH, Chung HW, Kim JH, Chang KH, et al. Spinal epidural hemangiomas: various types of MR imaging features with histopathologic correlation. AJNR Am J Neuroradiol. 2007;28(7):1242–8. doi:10.3174/ajnr. A0563.

Lu YH, Wang HH, Lirng JF, Guo WY, Wong TT, Teng MM, et al. Unusual giant intraspinal teratoma in an infant. J Chin Med Assoc JCMA. 2013;76(7):411–4. doi:10.1016/j.jcma.2013.03.006.

Maira G, Amante P, Denaro L, Mangiola A, Colosimo C. Surgical treatment of cervical intramedullary spinal cord tumors. Neurol Res. 2001;23(8):835–42. doi:10.1179/016164101101199432.

Marthya A, Patinharayil G, Puthezeth K, Sreedharan S, Kumar A, Kumaran CM. Multicentric epithelioid angiosarcoma of the spine: a case report of a rare bone tumor. Spine J Off J N Am Spine Soc. 2007;7(6):716–9. doi:10.1016/j.spinee.2006.08.013.

Merhemic Z, Stosic-Opincal T, Thurnher MM. Neuroimaging of spinal tumors. Magn Reson Imaging Clin N Am. 2016;24(3):563–79. doi:10.1016/j.mric.2016.04.007.

Meyers SP, Khademian ZP, Biegel JA, Chuang SH, Korones DN, Zimmerman RA. Primary intracranial atypical teratoid/rhabdoid tumors of infancy and childhood: MRI features and patient outcomes. AJNR Am J Neuroradiol. 2006;27(5):962–71.

Monajati A, Spitzer RM, Wiley JL, Heggeness L. MR imaging of a spinal teratoma. J Comput Assist Tomogr. 1986;10(2):307–10.

Moscovici S, Ramirez-DeNoriega F, Fellig Y, Rosenthal G, Cohen JE, Itshayek E. Intradural extramedullary hemangiopericytoma of the thoracic spine infiltrating a nerve root: a case report and literature review. Spine. 2011;36(23):E1534–9. doi:10.1097/BRS.0b013e31822dddf4.

Murphey MD, Andrews CL, Flemming DJ, Temple HT, Smith WS, Smirniotopoulos JG. From the archives of the AFIP. Primary tumors of the spine: radiologic pathologic correlation. Radiographics Rev Publ Radiol Soc N Am Inc. 1996;16(5):1131–58. doi:10.1148/radiographics.16.5.8888395.

Murphey MD, Fairbairn KJ, Parman LM, Baxter KG, Parsa MB, Smith WS. From the archives of the AFIP. Musculoskeletal angiomatous lesions: radiologic-pathologic correlation. Radiographics Rev

Publ Radiol Soc N Am Inc. 1995;15(4):893–917. doi:10.1148/radiographics.15.4.7569134.

Nishiguchi T, Mochizuki K, Ohsawa M, Inoue T, Kageyama K, Suzuki A, et al. Differentiating benign notochordal cell tumors from chordomas: radiographic features on MRI, CT, and tomography. AJR Am J Roentgenol. 2011;196(3):644–50. doi:10.2214/AJR.10.4460.

Orguc S, Arkun R. Primary tumors of the spine. Semin Musculoskelet Radiol. 2014;18(3):280–99. doi:10.1055/s-0034-1375570.

Rodallec MH, Feydy A, Larousserie F, Anract P, Campagna R, Babinet A, et al. Diagnostic imaging of solitary tumors of the spine: what to do and say. Radiographics Rev Publ Radiol Soc N Am Inc. 2008;28(4):1019–41. doi:10.1148/rg.284075156.

Ross JS, Moore KR. Diagnostic imaging: spine. Philadelphia: Elsevier Health Sciences; 2015.

Sardaro A, Bardoscia L, Petruzzelli MF, Portaluri M. Epithelioid hemangioendothelioma: an overview and update on a rare vascular tumor. Oncol Rev. 2014;8(2):259. doi:10.4081/oncol.2014.259.

Shin JY, Lee SM, Hwang MY, Sohn CH, Suh SJ. MR findings of the spinal paraganglioma : report of three cases. J Korean Med Sci. 2001;16(4):522–6. doi:10.3346/jkms.2001.16.4.522.

Si MJ, Wang CG, Wang CS, Du LJ, Ding XY, Zhang WB, et al. Giant cell tumours of the mobile spine: characteristic imaging features and differential diagnosis. La Radiologia Medica. 2014;119(9):681–93. doi:10.1007/s11547-013-0352-1.

Vialle R, Feydy A, Rillardon L, Tohme-Noun C, Anract P, Colombat M, et al. Chondroblastoma of the lumbar spine. Report of two cases and review of the literature. J Neurosurg Spine. 2005;2(5):596–600. doi:10.3171/spi.2005.2.5.0596.

Walker EA, Salesky JS, Fenton ME, Murphey MD. Magnetic resonance imaging of malignant soft tissue neoplasms in the adult. Radiol Clin N Am. 2011;49(6):1219–34, vi. doi:10.1016/j.rcl.2011.07.006.

Wu L, Deng X, Yang C, Xu Y. Spinal intradural malignant peripheral nerve sheath tumor in a child with neurofibromatosis type 2: the first reported case and literature review. Turkish Neurosurg. 2014;24(1):135–9. doi:10.5137/1019-5149.JTN.8104-13.0.

其他肿瘤样病变 **7**

目 录

7.1　硬膜外脓肿

1．流行病学
- 所有年龄段（发病高峰：60 ～ 70 岁）
- 男性＞女性：1 ∶ 0.56
- 0.2/10 000 ～ 2.8/10 000

2．发病部位
- 硬膜外前隙占 20%，硬膜外后隙占 80%

© Springer Science+Business Media Singapore 2017
H.S. Kang et al., *Oncologic Imaging: Spine and Spinal Cord Tumors*,
DOI 10.1007/978-981-287-700-0_7

- 下胸椎和腰椎＞上胸椎和颈椎
3．特征性影像学表现
- 周围强化液性聚集
- 椎间盘炎表现：均匀或不均匀强化的蜂窝织炎
- 弥散受限（DWI 高信号，ADC 低信号）
4．一般影像学表现
- 广泛脊柱硬膜外脓肿表现为弥漫性硬膜强化
- 脊髓因压迫、缺血或感染蔓延而信号改变
- 脓肿附近明显强化的硬膜外前隙或椎体

基底静脉丛
5．鉴别诊断
- 椎间盘突出（膨出或脱出）
  - 相邻椎间盘退行性病变或合并椎间盘突出
  - T2WI 呈中等至低信号
  - 完整的椎体终板
- 硬膜外血肿
  - T2WI 不均匀高信号
  - T1WI 中等信号（急性期）和高信号（亚急性至慢性期）

7.1.1 插图：硬膜外脓肿

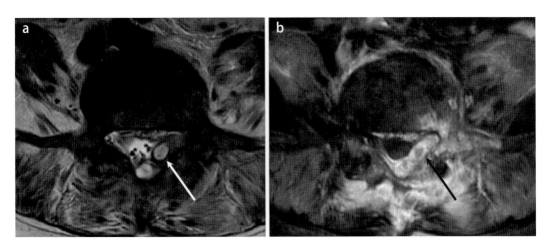

图 7.1 患者女性，71 岁，硬膜外脓肿。MRI 横断位 T2WI 图像（a）显示左后侧硬膜外隙存在一界限清晰的囊性肿块（白色箭头）。MRI T1WI 增强图像（b）显示该病灶周围明显强化并伴周围蜂窝织炎形成（黑色箭头）。另外可见弥散信号改变及骨髓信号增强；椎旁和双侧腰大肌也可见强化

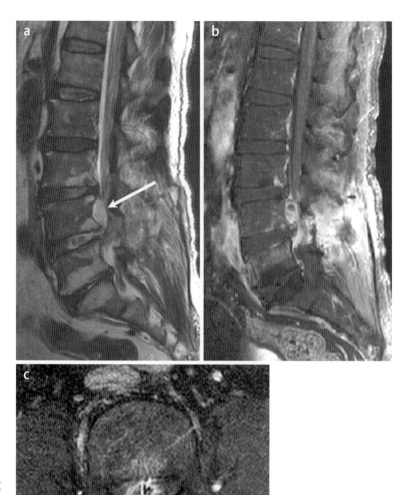

图 7.2 患者男性，74 岁，硬膜外脓肿。术后腰椎 MRI（a）显示 L4 椎体水平右侧硬膜外隙存在 T2 高信号病变（白色箭头）。MRI 矢状位和冠状位 T1WI 增强抑脂图像显示病灶周围强化(b,c)

7.2 蛛网膜囊肿

1. 流行病学
   - 任何年龄
2. 发病部位
   - 硬膜外：下胸椎后侧或后外侧
   - 硬膜内：胸椎中段背侧
   - 前面：不常见
3. 特征性影像学表现
   - 界限清楚，椭圆形，细长形
   - 哑铃型：椎间孔扩张，椎管扩张
   - T1WI 和 T2WI 上呈脑脊液信号
   - 无强化
4. 一般影像学表现
   - 硬膜外蛛网膜囊肿可见囊壁

- T2WI 呈低信号流动伪影
- 脊髓空洞症：由蛛网膜囊肿引起的脑脊液不完全阻塞

5. 鉴别诊断
   - 特发性脊髓疝
     - 胸椎上段到中段
     - 局灶性脊髓萎缩和腹侧偏移至硬膜缺损处
   - 神经鞘瘤
     - T2 信号强度不均，外壁强化
   - 假膜囊肿
   - 硬膜扩张
     - 无脊髓畸变的硬膜囊弥漫性扩张

7.2.1 插图：蛛网膜囊肿

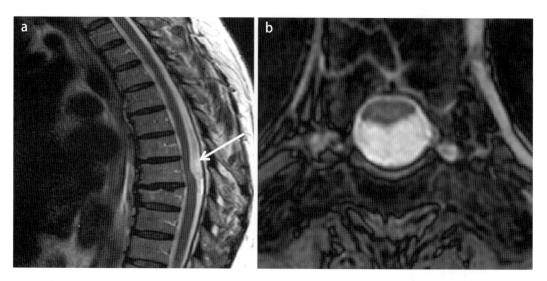

图 7.3 患者女性，65 岁，硬膜内背侧蛛网膜囊肿。MRI 矢状位 T2WI（a）显示 T2 椎体水平有一局灶囊性肿瘤样病变压迫脊髓（白色箭头），病灶显示与脑脊液类似信号。在横断位扫描（b）中，没有证据表明脊髓突出至硬膜外或脊髓旋转，没有观察到脑脊液流动伪影

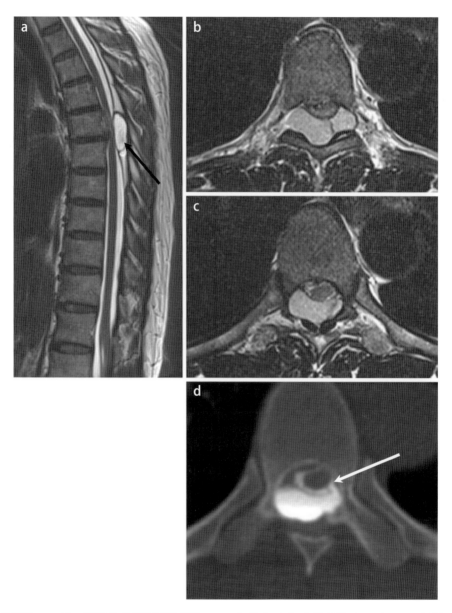

图 7.4 患者男性，50 岁，硬膜外背侧蛛网膜囊肿。MRI 矢状位（a）和横断位（b，c）T2WI 图像显示在背侧硬膜外间隙存在一界限清晰囊性肿块，伴硬膜囊和脊髓受压。囊性肿块内观察到脑脊液流动伪影（黑箭头）。肿块没有明确的实体部分及相对较厚的囊壁。CT 脊髓造影（d）清晰显示左硬膜囊背侧缺损（白色箭头），使蛛网膜下隙与囊性肿块之间造影剂相通

7.3　蛛网膜炎

1. 流行病学
   - 无性别差异
   - 不常见
   - 6%～16% 术后患者
2. 发病部位
   - 腰椎（尤其是马尾）
3. 特征性影像学表现
   - 鞘内神经根粘连引起脊髓彭大
   - "空囊"出现伴周围神经根粘连硬膜
   - 假瘤填满硬膜囊中央部分
   - 低到轻度的软膜和硬膜强化

4. 一般影像学表现
   - 1 型：中央神经根仅粘连聚集 2～3 根神经根
   - 2 型：周围神经根聚集，中央脑脊液无神经根（空囊征）
   - 3 型：软组织肿块充填大部分硬膜囊，蛛网膜下隙闭塞
5. 鉴别诊断
   - 马尾神经肿瘤
     - 较大神经鞘瘤
     - 黏液乳头型室管膜瘤
     - 副神经节瘤
   - 癌性脑膜炎
   - 硬膜内转移

7.3.1 插图：蛛网膜炎

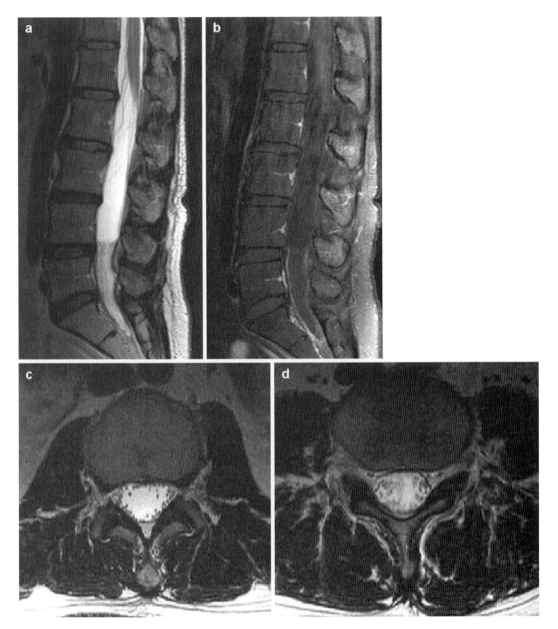

图 7.5 患者女性，52 岁，粘连性蛛网膜炎。患者有子宫内膜癌病史，行子宫切除术和同步放化疗（CCRT）。MRI 矢状位 T2WI 图像（a）显示一较大假瘤填充腰椎硬膜囊。MRI 矢状位 T1WI 增强图像（b）示中央囊性部分未明显强化。MRI 横断位 T2WI 图像示周围神经根聚集（c）伴中央脑脊液流动伪影（d）

7.4 囊虫病

1．流行病学
- 世界上最常见的寄生虫感染

2．发病部位
- 脑实质，软脑膜，脑室内，脊髓
- 脊髓囊虫病罕见

3．特征性影像学表现
- 硬膜内囊肿伴脑内类似病变的证据
  - 囊肿有"点状"表现
- 蛛网膜下隙
  - 脑脊液信号样囊性病变，脊髓和马尾不同程度占位效应
  - 囊壁强化
- 髓内
  - 伴或不伴空洞的弥漫性脊髓水肿的局部囊性病变
  - 囊壁强化
  - 可能仅显示非特异性的蛛网膜下隙、软脊髓表面片状强化

4．一般影像学表现
- 小囊泡期
  - 脑脊液信号强度
  - 头节表现为囊肿内高信号结节：囊肿伴内部"圆点"征
- 胶状期
  - 厚低信号囊壁，病灶周围不同程度水肿
- 颗粒状结节期
  - T1WI 和 T2WI 图像上的信号缺失区域被水肿或胶质增生所包绕
- 最终退化期
  - 钙化囊尾蚴：小低信号区域

5．鉴别诊断
- 化脓性脓肿
- 蛛网膜囊肿
- 包虫病
- 肉芽肿性骨髓炎
  - 结核病
  - 结节病

7.4.1　插图：囊虫病

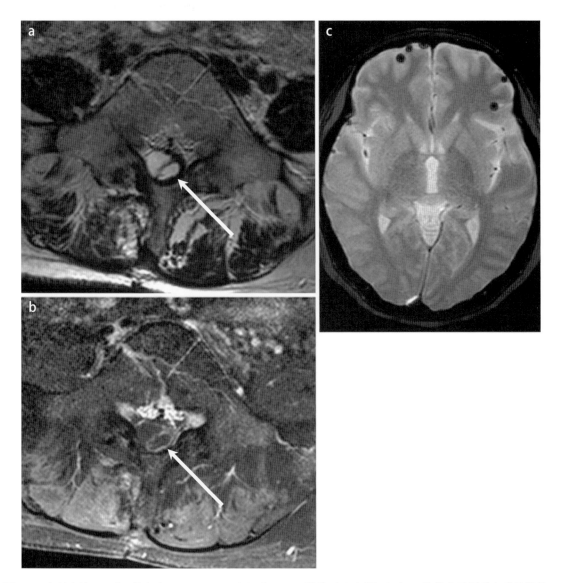

图 7.6　患者女性，47 岁，囊虫病。MRI T2WI（a）和 T1WI 增强（b）图像显示 L5 椎体水平硬膜内囊性肿块，边缘轻度强化（白色箭头）。大脑梯度回波 MRI 显示在脑脊液间隙双侧额叶隆起处均有多个小钙化灶，提示囊尾蚴钙化

7.5　椎间盘囊肿

1. 流行病学
   - 非常罕见
   - 男性＞＞女性
2. 发病部位
   - L4/L5：最常见
3. 特征性影像学表现
   - 相关椎间盘退变程度最小
   - 附着于腰椎间盘的腹外侧硬膜外囊肿
   - 含血性至透明的浆液囊肿
   - T1WI 呈低信号，T2WI 呈高信号，囊壁强化

4. 一般影像学表现
   - 偶尔延伸至侧隐窝
5. 鉴别诊断
   - 神经节或滑膜囊肿
   - 周围神经囊肿
   - 硬膜外脓肿
   - 硬膜外蛛网膜囊肿
   - 周围神经鞘瘤伴囊性变

7.5.1 插图：椎间盘囊肿

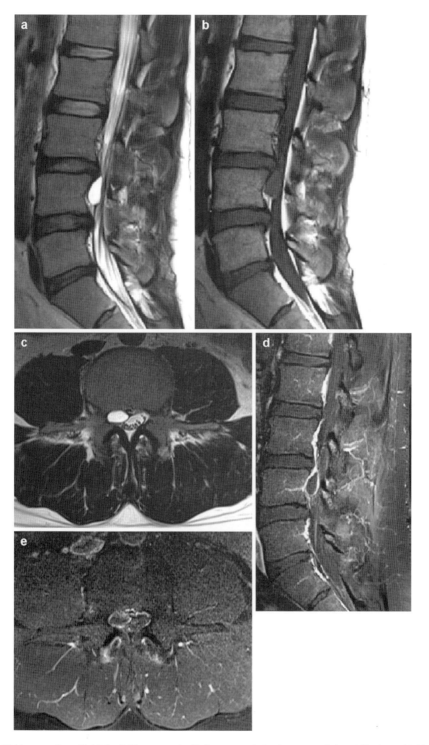

图 7.7 患者男性，29 岁，椎间盘囊肿。MRI 矢状位 T2WI（a）和 T1WI（b）图像示 L4 椎体水平一大小 12 mm 薄壁囊性病变。MRI 横断位 T2WI 图像（c）示囊性病变位于前硬膜外腔（右椎间小关节区）伴 L4 右侧神经根受压。T1WI 增强图像（d，e）示囊性病变外周强化而无明显实性成分

7.6　包虫病

1. 流行病学
   - 任何年龄段
   - 男性＝女性（无性别差异）
     - 由棘球绦虫感染的囊肿期引起的疾病
2. 发病部位
   - 肝及肺为最常见部位
     - 骨骼：0.5%～4%
     - 累及脊柱约占 50%
   - 胸椎（50%）、颈椎（10%）、腰椎（20%）、骶椎（20%）
     - 硬膜外
     - 髓外硬膜内：罕见
     - 髓内：非常罕见
3. 特征性影像学表现
   - 椎体 / 附件区多房多分隔 T2 高信号肿块
     - 硬膜外延伸伴脊髓压迫
   - 轻度强化或无强化
   - CT 显示为多房溶骨性肿块
4. 一般影像学表现
   - 退变性囊肿
     - T1WI 与肌肉组织呈等信号
     - T2WI 较脑脊液呈低信号
5. 鉴别诊断
   - 囊性转移瘤（肾癌或甲状腺癌）
   - 囊虫病
   - 原发性骨肿瘤
     - 骨肉瘤
     - 软骨肉瘤
     - 动脉瘤样骨囊肿
     - 巨细胞瘤
     - 脊索瘤

7.7　髓外造血

1. 流行病学
   - 常见于成人（30～40 岁）
   - 血红蛋白病
     - 镰状细胞病：非裔美国人
     - 地中海贫血：东地中海人
     - 骨髓增生性疾病
2. 发病部位
   - 胸椎中段＞颈椎、腰椎
   - 硬膜外、椎旁
   - 多节段
3. 特征性影像学表现
   - 胸椎或椎旁等信号强度肿块轻度强化伴骨髓广泛低信号
   - 边界清楚、均匀、分叶状软组织肿块
   - T1WI 呈等信号（相较脊髓）
   - T2WI 呈等至高信号（相较脊髓）
   - T1WI 弥漫性脊椎骨髓低信号
4. 一般影像学表现
   - 由于造血组织中铁含量增加，T2WI 呈低信号
   - 不同程度强化
   - 不同程度脊髓或神经根受压
5. 鉴别诊断
   - 脊柱硬膜外淋巴瘤
     - 钆剂增强呈显著均匀强化
     - 邻近椎体受累
   - 硬膜外或椎旁转移瘤
     - 邻近椎体病变的延伸
   - 硬膜外血肿
   - 周围神经鞘瘤
     - 常为单节段
     - 椎间孔扩大
     - 多发性神经纤维瘤伴 1 型神经纤维瘤病

7.7.1 插图：髓外造血

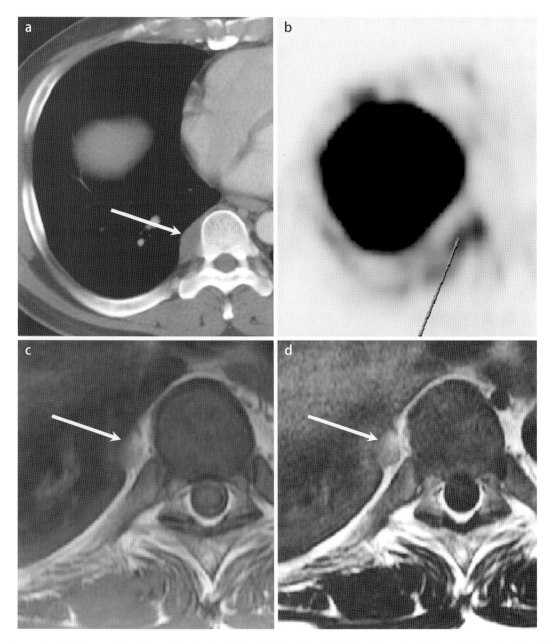

图 7.8 患者男性，48 岁，髓外造血（已知遗传性球形细胞增多症）。胸部 CT 扫描（a）示在 T8 椎体水平右侧椎旁可见边缘清晰软组织肿块（白色箭头），PET-CT 扫描示其摄取增加（b）。该病变呈 T1 高信号并伴有轻度不均匀强化（c，d）。MRI 矢状位 T1WI 图像（e，f）示中轴骨中弥散性骨髓信号降低且无明显增强，表明一种潜在的骨髓替代疾病

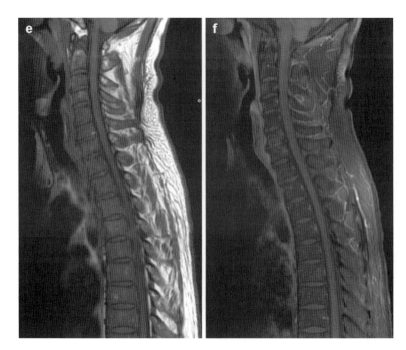

图 7.8（续） 患者男性，48 岁，髓外造血（已知遗传性球形细胞增多症）。胸部 CT 扫描（a）示在 T8 椎体水平右侧椎旁可见边缘清晰软组织肿块（白色箭头），PET-CT 扫描示其摄取增加（b）。该病变呈 T1 高信号并伴有轻度不均匀强化（c，d）。MRI 矢状位 T1WI 图像（e，f）示中轴骨中弥散性骨髓信号降低且无明显增强，表明一种潜在的骨髓替代疾病

7.8 （脊柱痛风石）痛风

1. 流行病学
   - 中年及老年
   - 男性≫女性：20：1
2. 发病部位
   - 脊柱受累罕见
   - 腰椎（m/c）
3. 特征性影像学表现
   - 终板及关节面侵蚀（"穿孔"）
   - CT 显示椎前软组织肿块
   - T1WI 呈中等至低信号
4. 一般影像学表现
   - 痛风石的高蛋白质含量或含水量：不同程度的 T2WI 信号

- 痛风结节中发现钙化
- 痛风石中血管纤维组织相对数量的差异：钆剂增强显示为不同程度强化

5. 鉴别诊断
   - 骨髓炎
   - 血液透析性关节病
   - 焦磷酸钙沉积症（calcium pyrophosphate deposition，CPPD）
     - 更广泛的钙化，线性
   - 神经营养性关节病
     - 广泛骨质破坏
   - 类风湿关节炎
     - 无钙化
   - 血清阴性脊柱关节病

7.8.1   插图:（脊柱痛风石）痛风

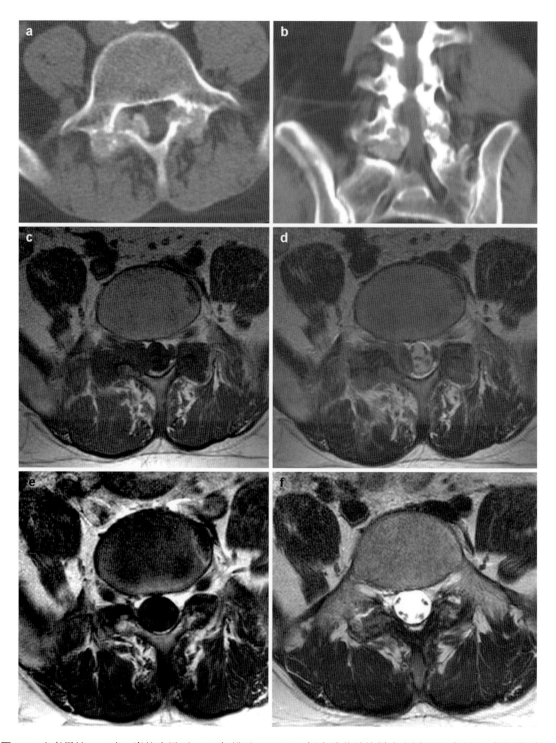

图 7.9   患者男性，44 岁，脊柱痛风石。CT 扫描示 L5 / S1 双侧小关节肿块样病变周围骨质破坏，伴钙化（a，b）。T1WI 图像上病变呈低信号（c），伴有椎管和右侧椎间孔损害（d）。经过四年的随访，椎管损害明显改善，病灶范围明显减小（e，f），可能与痛风性关节炎累及双侧小关节和痛风石延伸进入椎管情况的改善有关。还需注意由于先前痛风发作而侵蚀的小关节

7.9 特发性肥厚性硬脊膜炎

1．流行病学
- 发病高峰：60 岁
- 男性＞女性（3.5 ∶ 1）

2．发病部位
- 脑膜任何部位，包括颅底和脊柱

3．特征性影像学表现
- T2WI 图像上弥漫平滑硬膜增厚，呈低信号
  - 脊髓无直接受累
- 累及硬膜的线性低信号肿块伴有对脊髓不同程度的占位效应
- 均匀或明显周围强化的增厚硬膜肿块

4．一般影像学表现
- 周围强化与伴有慢性中央纤维化的周围活动性炎症区相关

5．鉴别诊断
- 脊膜瘤
  - 基于硬脊膜的局灶性病变，均匀强化
- 淋巴瘤
  - 均匀强化
  - 具有弥散受限 T2WI 图像上等到低信号
- 结核病
  - 多灶性病变，可能累及实质
- 结节病
- 硬膜转移瘤

7.9.1 插图：特发性肥厚性硬脊膜炎

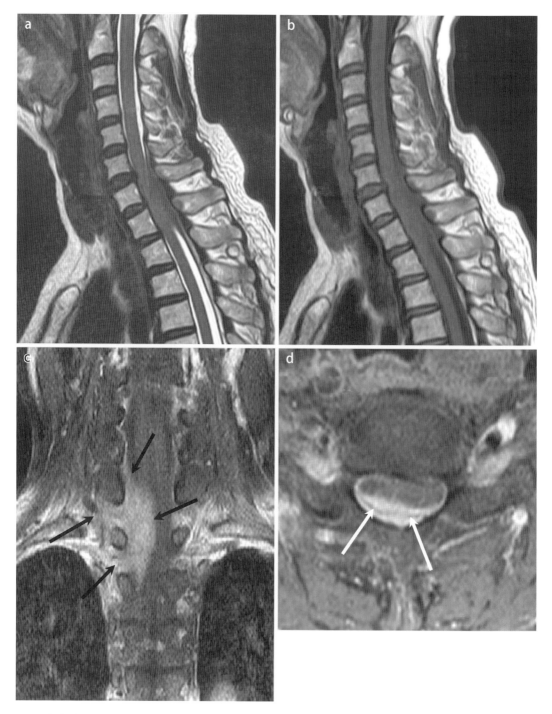

图 7.10 患者女性，59 岁，特发性肥厚性硬脊膜炎。MRI T2WI（a）和 T1WI（b）图像示 C6-C7-T1 水平沿背侧硬脊膜的边缘光滑低信号肿瘤样病变。在 MRI 增强图像（c）上，病变呈显著强化并伴有椎管受侵和右侧椎间孔扩张（黑色箭头）。在横断位图像中（d）存在内部线性不良强化部分，表明中央慢性纤维化（白色箭头）

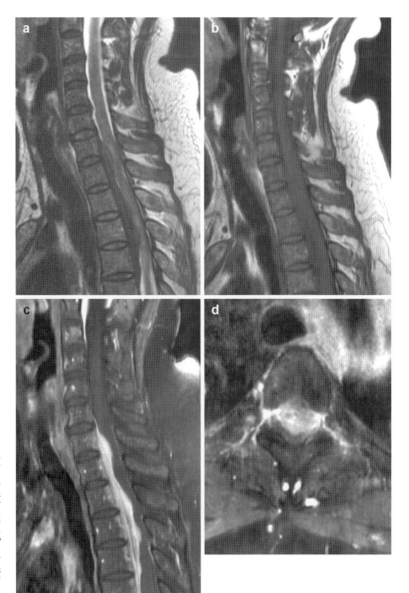

图 7.11 患者女性，55 岁，特发性肥厚性硬脊膜炎。颈椎 MRI 显示在 C6 ～ T6 椎体背侧有分叶状肿块，T2WI 呈低信号，T1WI 呈中等信号 (a，b)，具有显著强化 (c)。脊髓明显受压。C6 ～ T6 水平背侧硬膜可能有轻度强化改变 (c，d)

7.10 周围神经（根袖）囊肿

1. 流行病学
   - 30 ~ 40 岁
   - 男性 = 女性
   - 常见
     - 偶然发现，通常无症状
     - 成人 4.6% ~ 9%
2. 发病部位
   - 脊柱的任何部位
     - 常见于下腰椎及骶椎
     - S2 和 S3 神经根最常受累

3. 特征性影像学表现
   - 薄壁脑脊液信号强度肿瘤样病变，伸入或穿过椎间孔
   - 增强扫描无强化
   - 椎间孔扩大，椎弓根变薄反映骨重塑
4. 一般影像学表现
   - 无
5. 鉴别诊断
   - 小关节滑膜囊肿
   - 神经鞘瘤
   - 脊髓神经根撕脱伤
   - 脊膜膨出

7.10.1 插图：周围神经（根袖）囊肿

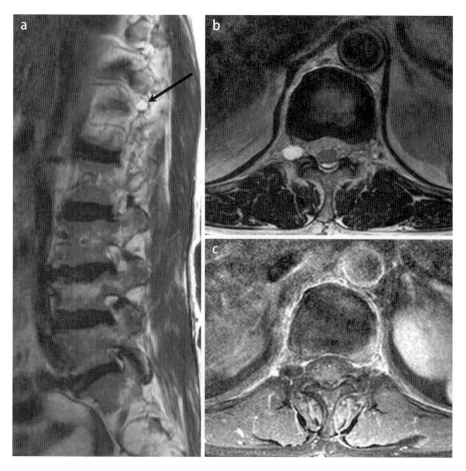

图 7.12 患者女性，72 岁，周围神经（根袖）囊肿。MRI 矢状位 T2WI 图像（a）示 T12/L1 水平右侧椎间孔小囊性病变。MRI 横断位 T2WI 图像（b）示囊性肿瘤样病变，位于 T12/L1 椎间孔，沿右侧 T12 神经根至椎外间隙。T1WI 增强图像（c）无明显强化改变

7.11　色素沉着绒毛结节性滑膜炎

1. 流行病学
   - 非常罕见
   - 30 ～ 40 岁（11 ～ 84 岁）
   - 女性（64%）＞男性
     - 除脊柱外，一般 PVNS 无显著性别差异
2. 发病部位
   - 颈椎（50% ～ 73%）＞胸椎（7% ～ 25%）＞腰椎（20% ～ 25%）
   - 附件，关节突（93%），椎旁软组织（93%）
   - 椎间孔（73%），椎弓根（63%），椎板（67%）
   - 少见：椎体（27%），棘突（7%）
3. 特征性影像学表现
   - T1WI 和 T2WI 图像上呈低到中等不均匀信号
   - GRE 序列上"晕状伪影"
   - 弥漫性中度到明显强化
   - CT 显示溶骨性软组织肿块，其内无钙化
4. 一般影像学表现
   - 常出现硬膜外累及（70%）
   - 有报道横突孔和椎动脉受累
5. 鉴别诊断
   - 转移瘤
   - 多发性骨髓瘤
   - 巨细胞瘤
   - 痛风

7.11.1　插图：色素沉着绒毛结节性滑膜炎

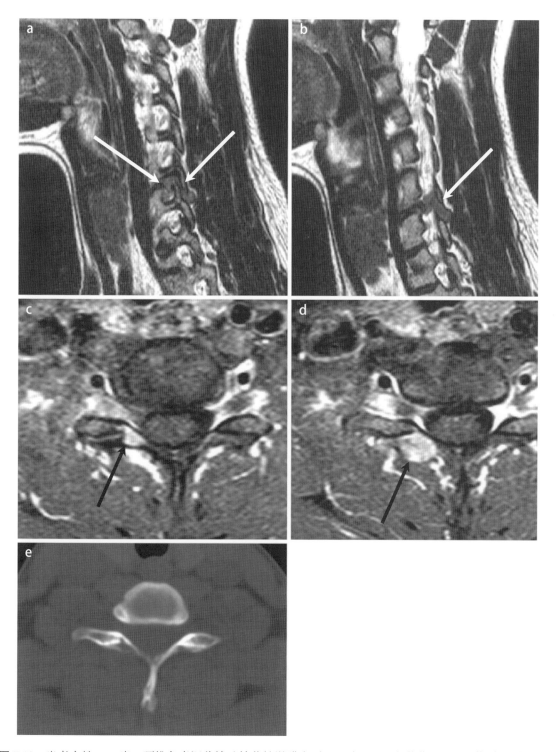

图 7.13　患者女性，29 岁，颈椎色素沉着绒毛结节性滑膜炎（PVNS）。MRI 矢状位 T2WI 图像（a，b）显示一低信号肿瘤样病变，累及 C6 ~ C7 右侧小关节，并延伸至椎间孔和椎板（白色箭头）。横断位 T1WI 增强图像（c，d）呈显著强化（黑色箭头）。CT 扫描无明显钙化或骨化（e）

7.12 （局灶）红骨髓（造血骨髓）

1. 流行病学
   - 从黄骨髓向红骨髓的再转化
   - 与吸烟、贫血、肥胖、高运动量、骨髓移植、红细胞生成刺激剂相关

2. 发病部位
   - 椎体

3. 特征性影像学表现
   - T1WI 呈中等至低信号
     - 但相对高于椎间 T1 信号强度
   - T2WI 呈中等信号（类似于肌肉）
   - 轻度强化改变
   - CT 显示保留正常小梁

4. 一般影像学表现
   - 可能出现边缘强化
   - 相邻椎体不同程度的囊性或侵蚀性改变

5. 鉴别诊断
   - 转移瘤
     - T1WI 显示信号低于椎间盘
   - 血管瘤
     - 通常含有脂肪成分
   - 白血病 / 多发性骨髓瘤
     - 早期：与红骨髓相似
     - 晚期：较椎间盘 T1WI 呈低信号
     - CT：局灶性骨小梁破坏

7.12.1　插图：（局灶）红骨髓（造血骨髓）

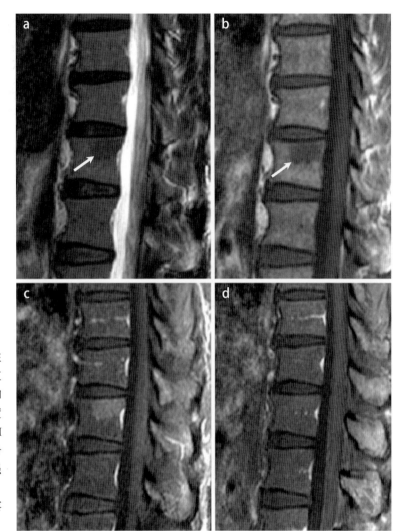

图 7.14　患者女性，60 岁，既往卵巢癌病史，T9 椎体局灶性红骨髓。MRI 矢状位 T2WI（a）和 T1WI 示：T9 椎体后上方有轻度低信号病变（白色箭头）。MRI 矢状位 T1WI（b）示：病变信号高于椎间盘。矢状位 T1WI 增强图像（c）示：病变轻度强化改变。经过四年 MRI 随访（d），观察到强化消失

7.13　齿后（齿周）假瘤

1. 流行病学
   - 60 岁以上（成人 7% 为 70 岁以上）
   - 女性＞男性
2. 发病部位
   - 齿后软组织和横韧带
3. 特征性影像学表现
   - T1WI 示齿后肿块呈等至低信号
   - T2WI 呈低信号
   - 齿状突后钙化呈曲线状、点状或混合型

4. 一般影像学表现
   - 可能出现边缘强化
   - 相邻椎体不同程度囊性或侵蚀性改变
5. 鉴别诊断
   - 焦磷酸钙沉积病
   - 类风湿关节炎
   - 骨性关节炎
   - 游离齿状突

7.13.1 插图：齿后（齿周）假瘤

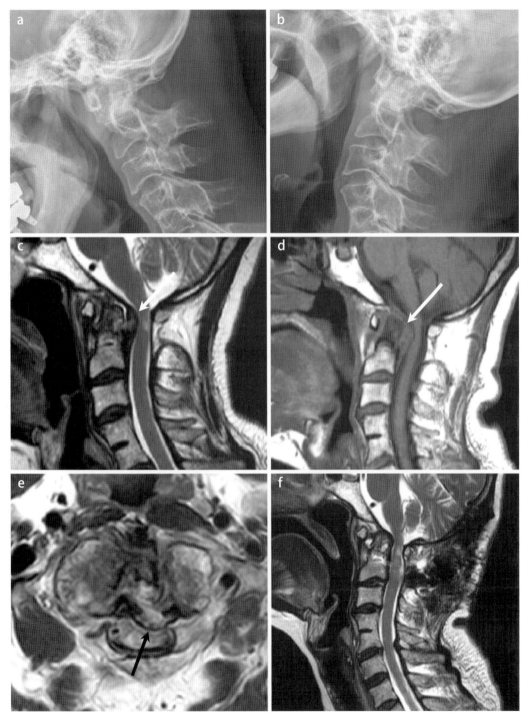

图 7.15 患者女性，54 岁，齿后假瘤伴寰椎枕化。颈椎过伸过屈位 X 线片（a，b）示 C1/C2 不稳。MRI 矢状位 T2WI（c）示：齿状突后间隙不均匀低信号软组织肿块，伴脊髓压迫和脊髓信号改变，提示脊髓压迫症。T1WI（d）示：肿块为等信号。MRI 横断位 T2WI（e）示：软组织肿块累及横韧带（黑色箭头）。手术固定 C1/C2 后，肿块明显缩小（f）

7.14　小关节滑膜囊肿

1. 流行病学
   - 大于 60 岁
   - 女性＞男性
2. 发病部位
   - 硬膜囊后外侧
   - 邻近关节面
   - 腰椎：90%
     - L4/L5：70% ~ 80%
   - 不常见
     - 颈椎及胸椎
     - 椎间孔或椎间孔外
     - 双侧
3. 特征性影像学表现
   - 硬膜外后外侧囊性肿块与关节面连通
   - T1WI 及 T2WI 呈与脑脊液相似的信号

- 边界清晰的强化囊壁
- 合并黄韧带肥厚与小关节病变
4. 一般影像学表现
   - 因出血或蛋白质成分致 T1WI 呈高信号
   - 囊壁钙化
5. 鉴别诊断
   - 游离椎间盘碎片
     - 后外侧部位不常见（硬膜外前侧）
     - 与小关节无关
     - T2WI 呈相对低信号
   - 神经节囊肿
     - 可能来自黄韧带
     - 含有黏液样物质的纤维结缔组织囊
     - MRI 难以鉴别
   - 囊性神经鞘瘤
   - 硬膜外脓肿

7.14.1　插图：小关节滑膜囊肿

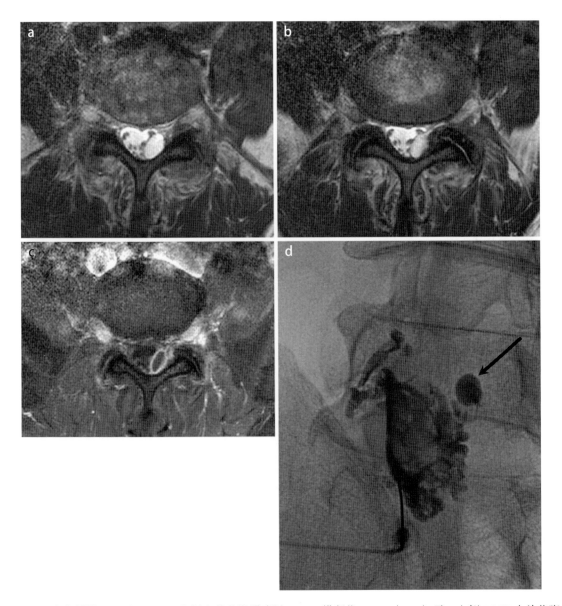

图 7.16　患者男性，66 岁，L5/S1 左侧小关节滑膜囊肿。MRI 横断位 T2WI（a，b）示：左侧 L5/S1 小关节腹侧存在大小 1.2 cm 的囊性病变，伴轻度硬膜囊压迫。MRI 横断位 T1WI 增强（c）示：轻度边缘强化。在小关节造影注射（d）时，囊内造影剂填充效果良好（黑色箭头）

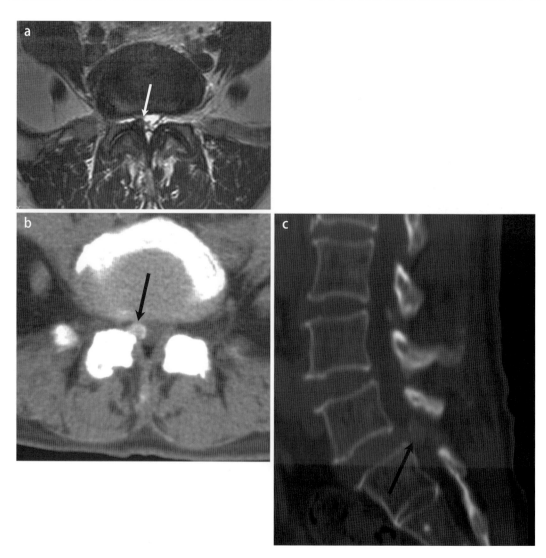

图 7.17 患者男性，74 岁，L5/S1 右侧小关节滑膜囊肿钙化。L5/S1 水平 MRI 横断位 T2WI 示（a）：右后外侧硬膜外间隙存在一结节性病变，压迫硬膜囊（白色箭头），病变来自右侧小关节。在结节性病变周围观察到 T2WI 低信号边缘。CT 横断位和矢状位扫描（b，c）示：在右后外侧硬膜外间隙 L5/S1 小关节附近有钙化边缘的结节性病变（黑色箭头）

7.15 结核病

1. 流行病学
   - 最常见：50 岁
   - 男性 = 女性
2. 发病部位
   - 胸腰椎：80%
   - 骶骨孤立性结核：罕见（5%）
3. 特征性影像学表现
   - 弥散性骨髓水肿

- CT 显示骨质侵蚀及溶骨性改变
- 与肿瘤情况相似

4. 一般影像学表现
   - T1WI 低信号，T2WI 高信号
   - 蜂窝织炎伴周围软组织强化
   - 慢性椎旁脓肿钙化 / 终板融合
5. 鉴别诊断
   - 转移瘤

7.15.1 插图：结核病

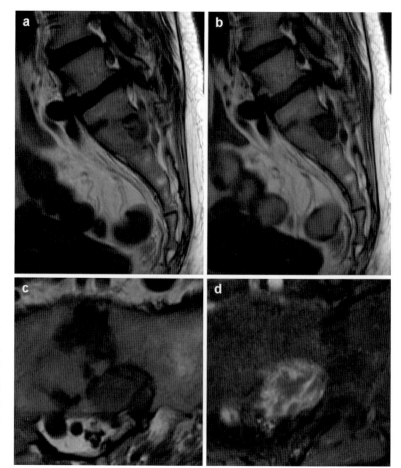

图 7.18 患者女性，52 岁，骶骨结核。MRI 矢状位 T2WI（a）及 T1WI（b）示：一低信号肿瘤样病变累及骶骨后部，可见 L5 椎体和 S1 之间融合。MRI 横断位（c，d）示：肿块累及椎体左后部分和硬膜外间隙伴周围不规则强化。无明显骨髓水肿

7.16 终室

1. 流行病学
   - 2.6% < 5 岁
   - 成人孤立性终室：极为罕见
2. 发病部位
   - 脊髓圆锥
3. 特征性影像学表现
   - 位于脊髓圆锥内边界清楚的囊腔

- T1WI 和 T2WI 上与脑脊液信号相同
- 无强化改变

4. 一般影像学表现
   - 可能与中枢神经系统畸形有关（Arnold-Chiari 综合征、脊髓空洞症、脊髓栓系、脊柱裂、脊髓脊膜膨出等）
5. 鉴别诊断
   - 脊髓空洞症

7.16.1 插图：终室

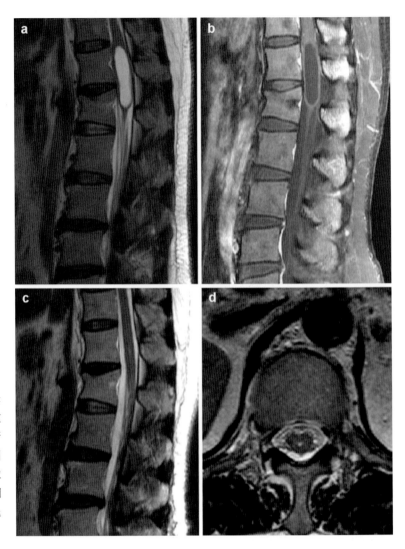

图 **7.19** 患者女性，49岁，偶然发现的终室。MRI 矢状位 T2WI（a）示：下胸椎脊髓一界限清晰的囊性肿瘤样病变，延伸至圆锥，无明显强化（b）。T2WI 像上内部液体部分与脑脊液信号相似。随访四年后，病变自发消退（c，d）

参考文献

Alyas F, Saifuddin A, Connell D. MR imaging evaluation of the bone marrow and marrow infiltrative disorders of the lumbar spine. Magn Reson Imaging Clin N Am. 2007;15(2):199–219, vi. doi:10.1016/j.mric.2007.03.002.

Apostolaki E, Davies AM, Evans N, Cassar-Pullicino VN. MR imaging of lumbar facet joint synovial cysts. Eur Radiol. 2000;10(4):615–23. doi:10.1007/s003300050973.

Armao DM, Stone J, Castillo M, Mitchell KM, Bouldin TW, Suzuki K. Diffuse leptomeningeal oligodendrogliomatosis: radiologic/pathologic correlation. AJNR Am J Neuroradiol. 2000;21(6):1122–6.

Bloomer CW, Ackerman A, Bhatia RG. Imaging for spine tumors and new applications. Top Magn Reson Imaging TMRI. 2006;17(2):69–87. doi:10.1097/RMR.0b013e31802bb38f.

Boriani S, Bandiera S, Casadei R, Boriani L, Donthineni R, Gasbarrini A, et al. Giant cell tumor of the mobile spine: a review of 49 cases. Spine. 2012;37(1):E37–45. doi:10.1097/BRS.0b013e3182233ccd.

Caldemeyer KS, Smith RR, Harris A, Williams T, Huang Y, Eckert GJ, et al. Hematopoietic bone marrow hyperplasia: correlation of spinal MR findings, hematologic parameters, and bone mineral density in endurance athletes. Radiology. 1996;198(2):503–8. doi:10.1148/radiology.198.2.8596857.

Cerase A, Priolo F. Skeletal benign bone-forming lesions. Eur J Radiol. 1998;27(Suppl 1):S91–7.

Chikuda H, Seichi A, Takeshita K, Shoda N, Ono T, Matsudaira K, et al. Radiographic analysis of the cervical spine in patients with retro-odontoid pseudotumors. Spine. 2009;34(3):E110–4. doi:10.1097/BRS.0b013e31818acd27.

Chourmouzi D, Pistevou-Gompaki K, Plataniotis G, Skaragas G, Papadopoulos L, Drevelegas A. MRI findings of extramedullary haemopoiesis. Eur Radiol. 2001;11(9):1803–6. doi:10.1007/s003300000802.

Coffin CM, Weill A, Miaux Y, Srour A, Cognard C, Dubard T, et al. Posttraumatic spinal subarachnoid cyst. Eur Radiol. 1996;6(4):523–5.

Conner C, Paydar A. Intradural extramedullary arachnoid cyst presenting as arteriovenous malformation in the thoracic spinal cord. Radiol Case Rep. 2009;4(2):263. doi:10.2484/rcr.v4i2.263.

Cramer GD, Darby SA. Clinical anatomy of the spine, spinal cord, and ANS. Philadelphia: Elsevier Health Sciences; 2013.

Hsu CY, Shih TT, Huang KM, Chen PQ, Sheu JJ, Li YW. Tophaceous gout of the spine: MR imaging features. Clin Radiol. 2002;57(10):919–25.

Hu S, Hu CH, Hu XY, Wang XM, Dai H, Fang XM, et al. MRI features of spinal epidural angiolipomas. Korean J Radiol. 2013;14(5):810–7. doi:10.3348/kjr.2013.14.5.810.

Kang HS, Lee JW, Kwon JW. Radiology illustrated: spine. Heidelberg: Springer Science & Business Media; 2014.

Kim DH, Chang U-K, Kim S-H, Bilsky MH. Tumors of the spine. Philadelphia: Elsevier Health Sciences; 2008.

Kim JH, Park YM, Chin DK. Idiopathic hypertrophic spinal pachymeningitis : report of two cases and review of the literature. J Korean Neurosurg Soc. 2011;50(4):392–5. doi:10.3340/jkns.2011.50.4.392.

Kim K, Chun SW, Chung SG. A case of symptomatic cervical perineural (Tarlov) cyst: clinical manifestation and management. Skelet Radiol. 2012;41(1):97–101. doi:10.1007/s00256-011-1243-y.

Kransdorf MJ, Sweet DE. Aneurysmal bone cyst: concept, controversy, clinical presentation, and imaging. AJR Am J Roentgenol. 1995;164(3):573–80. doi:10.2214/ajr.164.3.7863874.

Kroon HM, Schurmans J. Osteoblastoma: clinical and radiologic findings in 98 new cases. Radiology. 1990;175(3):783–90. doi:10.1148/radiology.175.3.2343130.

Kwon JW, Chung HW, Cho EY, Hong SH, Choi SH, Yoon YC, et al. MRI findings of giant cell tumors of the spine. AJR Am J Roentgenol. 2007;189(1):246–50. doi:10.2214/AJR.06.1472.

Lang N, Yuan HS. Computed tomography and magnetic resonance manifestations of spinal pigmented villonodular synovitis. J Comput Assist Tomogr. 2015;39(4):601–6. doi:10.1097/RCT.0000000000000244.

Lee HK, Lee DH, Choi CG, Kim SJ, Suh DC, Kahng SK, et al. Discal cyst of the lumbar spine: MR imaging features. Clin Imaging. 2006;30(5):326–30. doi:10.1016/j.clinimag.2006.05.026.

Lee JW, Cho EY, Hong SH, Chung HW, Kim JH, Chang KH, et al. Spinal epidural hemangiomas: various types of MR imaging features with histopathologic correlation. AJNR Am J Neuroradiol. 2007;28(7):1242–8. doi:10.3174/ajnr.A0563.

Lu YH, Wang HH, Lirng JF, Guo WY, Wong TT, Teng MM, et al. Unusual giant intraspinal teratoma in an infant. J Chin Med Assoc JCMA. 2013;76(7):411–4. doi:10.1016/j.jcma.2013.03.006.

Maira G, Amante P, Denaro L, Mangiola A, Colosimo C. Surgical treatment of cervical intramedullary spinal cord tumors. Neurol Res. 2001;23(8):835–42. doi:10.1179/016164101101199432.

Marthya A, Patinharayil G, Puthezeth K, Sreedharan S, Kumar A, Kumaran CM. Multicentric epithelioid angiosarcoma of the spine: a case report of a rare bone tumor. Spine J Off J N Am Spine Soc. 2007;7(6):716–9. doi:10.1016/j.spinee.2006.08.013.

Merhemic Z, Stosic-Opincal T, Thurnher MM. Neuroimaging of spinal tumors. Magn Reson Imaging Clin N Am. 2016;24(3):563–79. doi:10.1016/j.mric.2016.04.007.

Meyers SP, Khademian ZP, Biegel JA, Chuang SH, Korones DN, Zimmerman RA. Primary intracranial atypical teratoid/rhabdoid tumors of infancy and childhood: MRI features and patient outcomes. AJNR Am J Neuroradiol. 2006;27(5):962–71.

Monajati A, Spitzer RM, Wiley JL, Heggeness L. MR imaging of a spinal teratoma. J Comput Assist Tomogr. 1986;10(2):307–10.

Moscovici S, Ramirez-DeNoriega F, Fellig Y, Rosenthal G, Cohen JE, Itshayek E. Intradural extramedullary hemangiopericytoma of the thoracic spine infiltrating a nerve root: a case report and literature review. Spine. 2011;36(23):E1534–9. doi:10.1097/BRS.0b013e31822dddf4.

Murphey MD, Andrews CL, Flemming DJ, Temple HT, Smith WS, Smirniotopoulos JG. From the archives of the AFIP. Primary tumors of the spine: radiologic pathologic correlation. Radiographics Rev Publ Radiol Soc N Am Inc. 1996;16(5):1131–58. doi:10.1148/radiographics.16.5.8888395.

Murphey MD, Fairbairn KJ, Parman LM, Baxter KG, Parsa MB, Smith WS. From the archives of the AFIP. Musculoskeletal angiomatous lesions: radiologic-pathologic correlation. Radiographics Rev Publ Radiol Soc N Am Inc. 1995;15(4):893–917. doi:10.1148/radiographics.15.4.7569134.

Nishiguchi T, Mochizuki K, Ohsawa M, Inoue T, Kageyama K, Suzuki A, et al. Differentiating benign notochordal cell tumors from chordomas: radiographic features on MRI, CT, and tomography. AJR Am J Roentgenol. 2011;196(3):644–50. doi:10.2214/AJR.10.4460.

Orguc S, Arkun R. Primary tumors of the spine. Semin Musculoskelet Radiol. 2014;18(3):280–99. doi:10.1055/s-0034-1375570.

Papakonstantinou O, Athanassopoulou A, Passomenos D, Kalogeropoulos I, Balanika A, Baltas C, et al. Recurrent vertebral hydatid disease: spectrum of MR imaging features. Singap Med J. 2011;52(6):440–5.

Parmar H, Shah J, Patwardhan V, Patankar T, Patkar D, Muzumdar D, et al. MR imaging in intramedullary cysticercosis. Neuroradiology. 2001;43(11):961–7.

Rodallec MH, Feydy A, Larousserie F, Anract P, Campagna R, Babinet A, et al. Diagnostic imaging of solitary tumors of the spine: what to do and say. Radiographics Rev Publ Radiol Soc N Am Inc. 2008;28(4):1019–41. doi:10.1148/rg.284075156.

Ross JS, Moore KR. Diagnostic imaging: spine. Philadelphia: Elsevier Health Sciences; 2015.

Sardaro A, Bardoscia L, Petruzzelli MF, Portaluri M. Epithelioid hemangioendothelioma: an overview and update on a rare vascular tumor. Oncol Rev. 2014;8(2):259. doi:10.4081/oncol.2014.259.

Shin JY, Lee SM, Hwang MY, Sohn CH, Suh SJ. MR findings of the spinal paraganglioma : report of three cases.

J Korean Med Sci. 2001;16(4):522–6. doi:10.3346/jkms.2001.16.4.522.

Si MJ, Wang CG, Wang CS, Du LJ, Ding XY, Zhang WB, et al. Giant cell tumours of the mobile spine: characteristic imaging features and differential diagnosis. La Radiologia Medica. 2014;119(9):681–93. doi:10.1007/s11547-013-0352-1.

Sivalingam J, Kumar A. Spinal tuberculosis resembling neoplastic lesions on MRI. J Clin Diagn Res JCDR. 2015;9(11):TC01–3. doi:10.7860/JCDR/2015/14030.6719.

Stabler A, Reiser MF. Imaging of spinal infection. Radiol Clin N Am. 2001;39(1):115–35.

Thakar S, Hegde AS. Symmetric paraspinal lesions in a young adult. Radiographics Rev Publ Radiol Soc N Am Inc. 2013;13(9):1165–6. doi:10.1016/j.spinee.2013.05.049.

Vialle R, Feydy A, Rillardon L, Tohme-Noun C, Anract P, Colombat M, et al. Chondroblastoma of the lumbar spine. Report of two cases and review of the literature. J Neurosurg Spine. 2005;2(5):596–600. doi:10.3171/spi.2005.2.5.0596.

Walker EA, Salesky JS, Fenton ME, Murphey MD. Magnetic resonance imaging of malignant soft tissue neoplasms in the adult. Radiol Clin N Am. 2011;49(6):1219–34, vi. doi:10.1016/j.rcl.2011.07.006.

Wallace ZS, Carruthers MN, Khosroshahi A, Carruthers R, Shinagare S, Stemmer-Rachamimov A, et al. IgG4-related disease and hypertrophic pachymeningitis. Medicine. 2013;92(4):206–16. doi:10.1097/MD.0b013e31829cce35.

Wu L, Deng X, Yang C, Xu Y. Spinal intradural malignant peripheral nerve sheath tumor in a child with neurofibromatosis type 2: the first reported case and literature review. Turk Neurosurg. 2014;24(1):135–9. doi:10.5137/1019-5149.JTN.8104-13.0.

Yen PS, Lin JF, Chen SY, Lin SZ. Tophaceous gout of the lumbar spine mimicking infectious spondylodiscitis and epidural abscess: MR imaging findings. J Clin Neurosci Off J Neurosurgical Soc Australasia. 2005;12(1):44–6. doi:10.1016/j.jocn.2004.03.020.

Yoo M, Lee CH, Kim KJ, Kim HJ. A case of intradural-extramedullary form of primary spinal cysticercosis misdiagnosed as an arachnoid cyst. J Korean Neurosurg Soc. 2014;55(4):226–9. doi:10.3340/jkns.2014.55.4.226.

第三部分
高阶：鉴别诊断

鉴别诊断的实用技巧 8

目　录

© Springer Science+Business Media Singapore 2017

H.S. Kang et al., *Oncologic Imaging: Spine and Spinal Cord Tumors*,

DOI 10.1007/978-981-287-700-0_8

8.1　局灶性红骨髓与转移瘤

	局灶性红骨髓（图 8.1 a，b）	转移瘤（图 8.1 c，d）
相似点	局灶性结节 T1WI 像低于周围黄骨髓信号 强化	
不同点	T1WI 较椎间盘呈等或稍高信号 T1WI 中心区域较亮 不均匀强化	T1WI 较椎间盘呈低信号 无中央脂肪区 显著强化

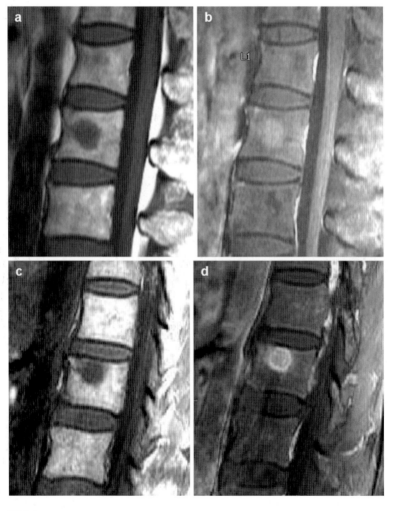

图 8.1

8.2　血管瘤与良性脊索细胞肿瘤

	血管瘤（图 8.2 a ~ c）	良性脊索细胞肿瘤（图 8.2 d ~ f）
相似点	椎体内界限清晰圆形肿块 保留垂直骨小梁 T2WI 高信号	
不同点	T1WI 高信号 明显强化 CT 无硬化改变	T1WI 低信号 无强化 CT 有硬化改变

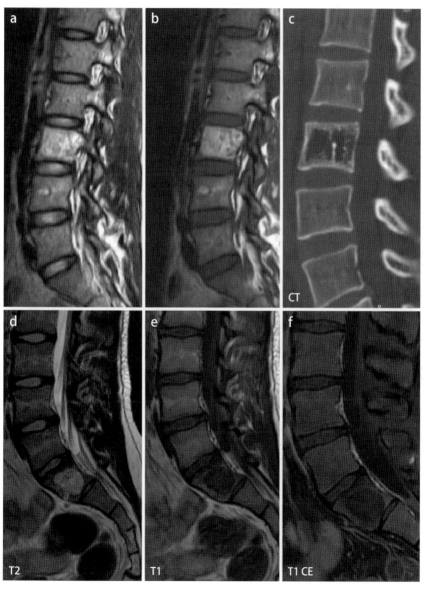

图 8.2

8.3 侵袭性血管瘤与转移瘤

	侵袭性血管瘤（图 8.3 a ~ c）	转移瘤（图 8.3 d ~ f）
相似点	椎体溶骨性肿块 MRI 呈强化改变	
不同点	保留增粗的骨小梁 T1WI 部分高信号 圆形，界限清晰	骨小梁破坏 无 T1WI 高信号部分 界限不清

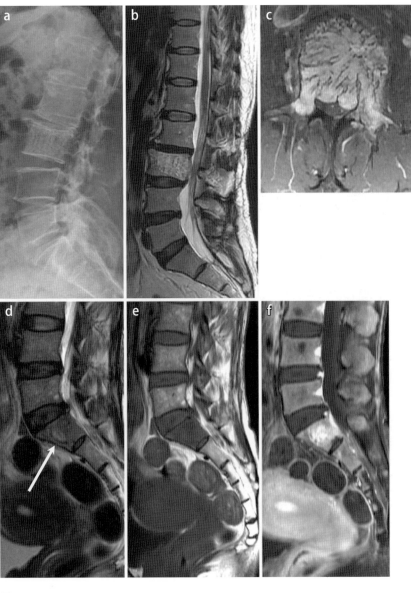

图 8.3

8.4　血管瘤与局灶性脂肪沉积

	血管瘤（图 8.4 a，b）	局灶性脂肪沉积（图 8.4 c，d）
相似点	椎体中具有 T1WI 高信号的局灶性病变	
不同点	圆形或卵圆形 界限清晰 有强化	形状不规则 界限不清 无强化

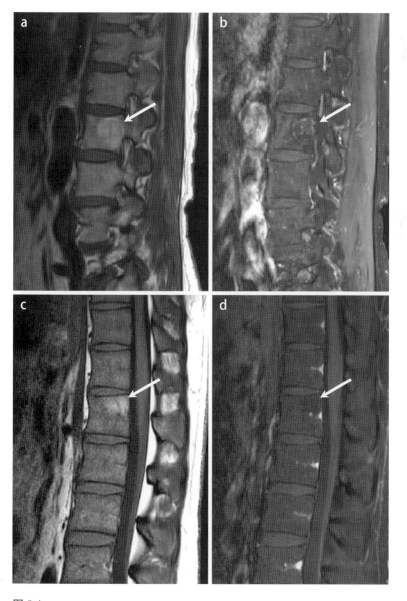

图 8.4

8.5　转移瘤与 Schmorl 结节

	转移瘤（图 8.5 a，b）	Schmorl 结节（图 8.5 c，d）
相似点	邻近终板的椎体内局灶性结节性骨破坏 可以强化	
不同点	周围边缘样水肿 更显著的强化 与椎间盘无连续性	终板中断 与椎间盘相连续

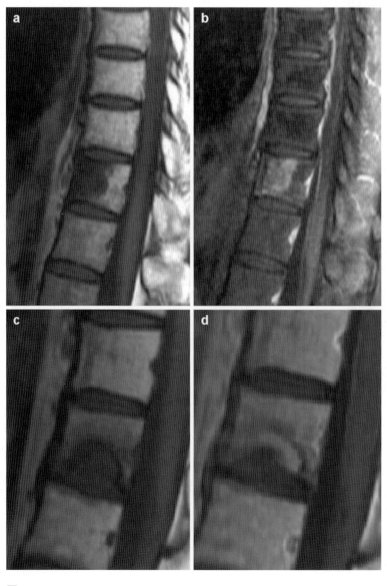

图 8.5

8.6 成骨性转移瘤与骨岛

	成骨性转移瘤（图 8.6 a ~ c）	骨岛（图 8.6 d ~ f）
相似点	椎体成骨性肿块	
不同点	多发 边缘强化 恶性肿瘤继发	单发 无强化

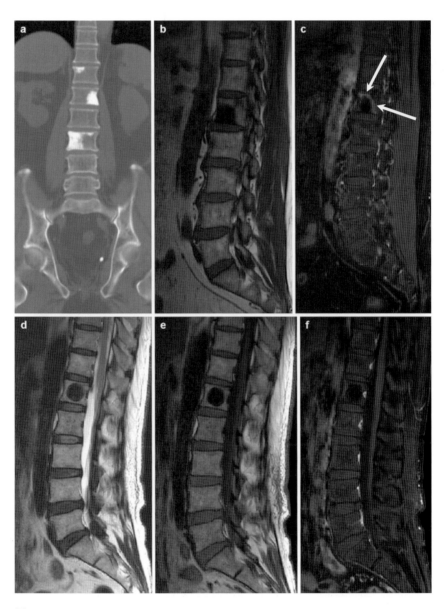

图 8.6

8.7　室管膜瘤与星形细胞瘤

	室管膜瘤（图 8.7 a，b）	星形细胞瘤（图 8.7 c，d）
相似点	髓内肿瘤	
不同点	中央位置 边界清晰 常见囊性变或出血（帽征）	偏心位置 界限不清 囊性改变或出血不常见

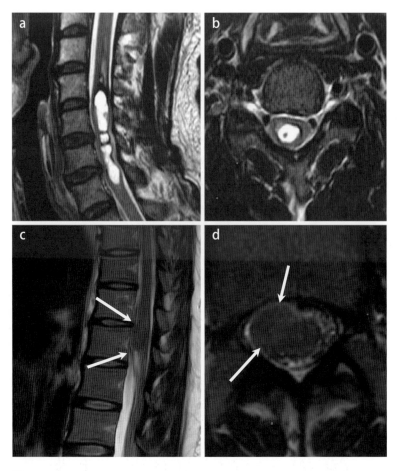

图 8.7

8.8 多发性骨髓瘤与淋巴瘤

	多发性骨髓瘤（图 8.8 a，b）	淋巴瘤（图 8.8 c，d）
相似点	广泛骨髓信号改变	
不同点	弥漫性骨髓信号改变 不同程度大小的骨内肿块（"杂色外观"） 多处压缩性骨折（骨质疏松型） 多发于老年人 无硬膜外或椎旁肿块	多室受累——硬膜外、软脊膜受累 T2WI 等信号 多发于年轻人

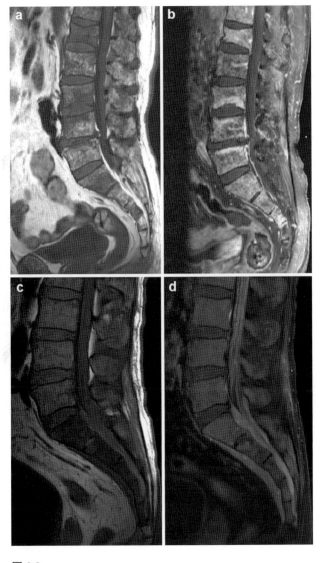

图 8.8

8.9 髓内转移瘤与室管膜瘤

	髓内转移瘤（图 8.9 a，b）	室管膜瘤（图 8.9 c，d）
相似点	髓内圆形或卵圆形肿块 显著强化	
不同点	广泛的纵向脊髓水肿 无空洞 出血少	可见空洞 含铁血黄素帽

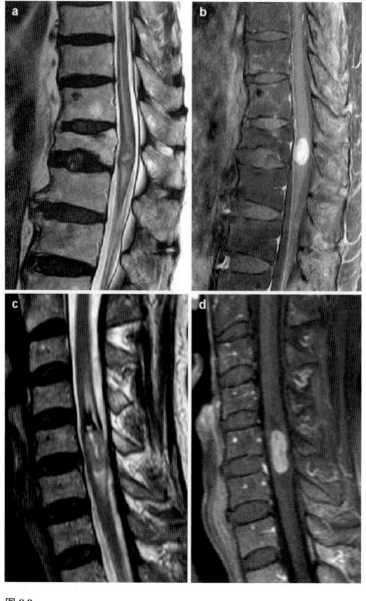

图 8.9

8.10 血管母细胞瘤与血管畸形

	血管母细胞瘤（图 8.10 a，b）	血管畸形（图 8.9 c，d）
相似点	富血管性髓内肿瘤或伴有明显髓周静脉丛的肿瘤样病变	
不同点	软膜下 显著强化 较大脊髓空洞	异常紊乱的血管肿块 静脉扩张（T2WI 低信号） 无空洞 髓内 T2WI 高信号

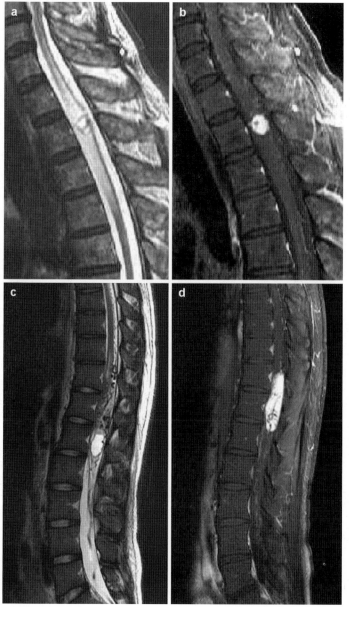

图 8.10

8.11 神经鞘瘤与脊膜瘤

	神经鞘瘤（图 8.11 a，b）	脊膜瘤（图 8.11 c，d）
相似点	髓外硬膜内肿瘤	
不同点	起源于神经髓鞘	起源于硬膜
	无钙化	肿瘤内可能钙化
	T2WI 明显高信号	T1WI、T2WI 与脊髓呈等信号
	不均匀强化（囊变、出血）	均匀强化
	无硬膜累及	脊膜尾征
	不同程度血管化	血管造影显示血供丰富

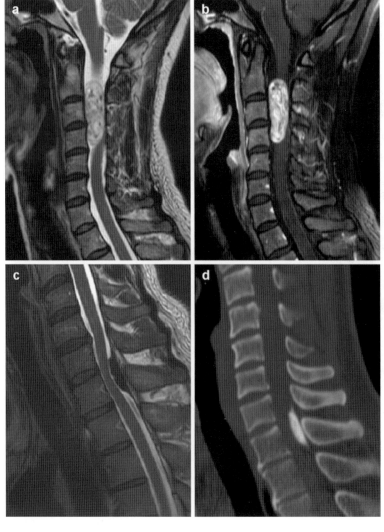

图 8.11

8.12　突出椎间盘（游离型）与神经鞘瘤

	突出椎间盘（游离型）（图 8.12 a，b）	神经鞘瘤（图 8.12 c，d）
相似点	硬膜外肿块 T2WI 可呈相似信号（两者高或低信号） 可强化	
不同点	边缘强化（内部 T2 低信号区） 内部 T2WI 呈低信号（通常） 邻近椎间盘径向撕裂或突出	均匀强化或边缘强化（内部 T2 高信号） T2WI 呈高信号（通常） 哑铃形，骨质侵蚀

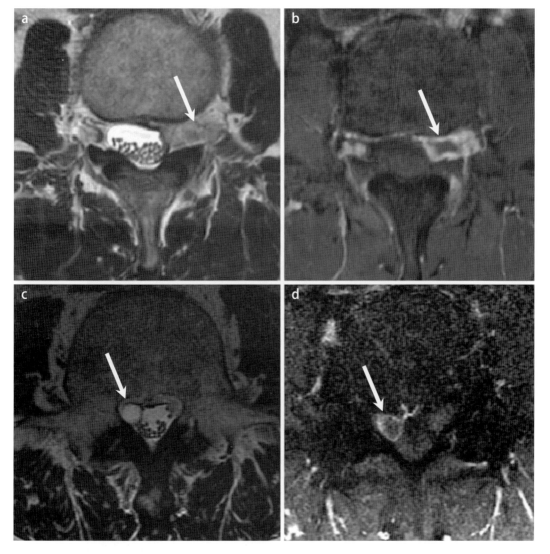

图 8.12

8.13 骶骨肿瘤：脊索瘤与巨细胞瘤

	脊索瘤（图 8.13 a，b）	巨细胞瘤（图 8.13 c，d）
相似点	骶骨肿瘤 骨质破坏性肿瘤	
不同点	恶性	良性
	中线或中线旁	偏心性
	肿瘤内钙化灶	无钙化
	T2WI 呈极高信号	T2WI 呈等低信号
	均匀强化	不均匀强化
	黏液质和黏蛋白含量	囊变和含铁血黄素成分

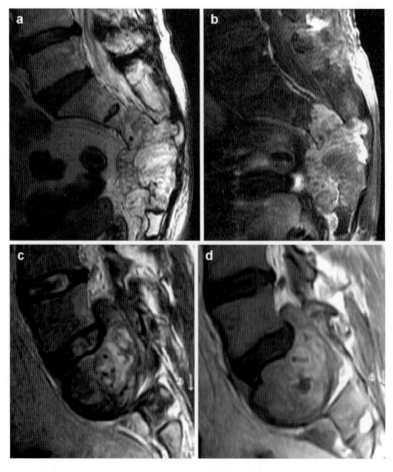

图 8.13

8.14 脊髓肿瘤与非肿瘤性脊髓病

	脊髓肿瘤（图 8.14 a，b）	非肿瘤性脊髓病（图 8.14 c，d）
相似点	髓内 T2 高信号 脊髓内强化	
不同点	通常为单发	可跳跃性多发病变
	始终脊髓扩张	有时脊髓无扩张
	大部分呈强化改变	有时结节状，有时无强化
	T2WI 实性区域低信号	通常 T2WI 呈均匀高信号
	随访中病灶逐渐增大	随访中不同程度变化

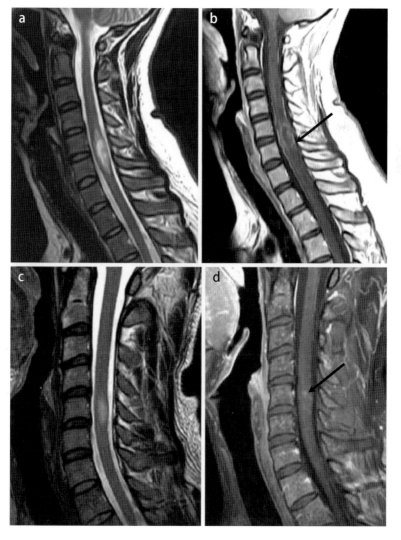

图 8.14

8.15   骨母细胞瘤与骨肉瘤

	骨母细胞瘤（图 8.15 a，b）	骨肉瘤（图 8.15 c，d）
相似点	具有内部骨样基质的溶骨性肿块	
不同点	附件可见溶骨性肿块 周围水肿 附件累及 移行带狭窄	侵袭性骨质破坏 内部骨化不规则 移行带宽大 皮质破损伴软组织肿块形成

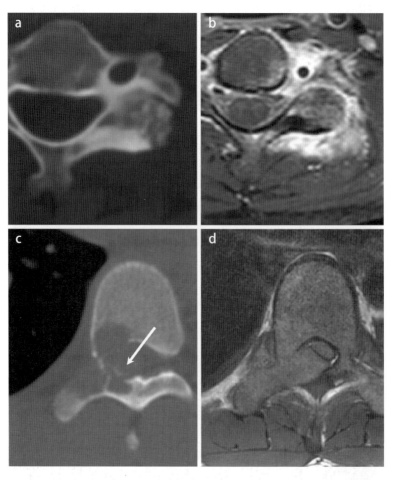

图 8.15

8.16 软骨肉瘤与骨肉瘤

	软骨肉瘤（图 8.16 a，b）	骨肉瘤（图 8.16 c，d）
相似点	溶骨性肿块	
不同点	环状和弧形钙化 T2WI 高信号	内部骨化 T2WI 不均匀信号

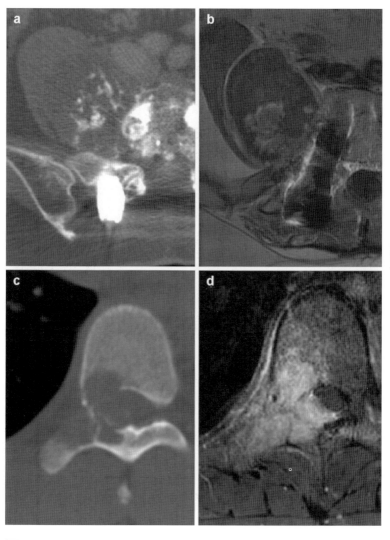

图 8.16

8.17　原发性与继发性动脉瘤样骨囊肿

	原发性动脉瘤样骨囊肿（图 8.17a，b）	继发性动脉瘤样骨囊肿（图 8.17c，d）
相似点	溶骨性肿块伴内部液 - 液平面 皮质变薄的气球样外观	
不同点	无实性强化 无皮质破坏	可见实性强化部分 骨皮质破坏并伴软组织肿块形成

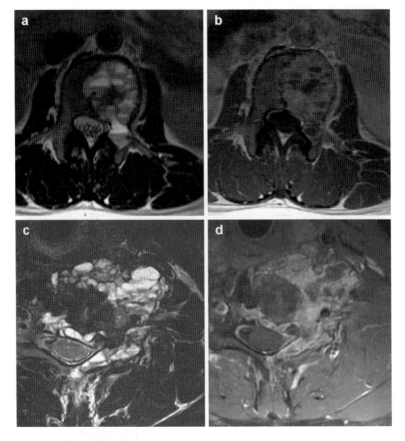

图 8.17